DU
DRAINAGE VÉSICAL

PAR

LES VOIES NATURELLES

CONTRIBUTION A L'ETUDE DE LA SONDE URÉTRALE A DEMEURE
DANS LES INFECTIONS URINAIRES

PAR

Le Docteur Henry BERTHIER

ANCIEN INTERNE EN CHIRURGIE DES HOPITAUX DE PARIS
ET DE LA MATERNITÉ DE L'HOPITAL SAINT-LOUIS
MÉDAILLES DE BRONZE DE L'ASSISTANCE PUBLIQUE (EXTERNAT-INTERNAT)
MEMBRE CORRESPONDANT DE LA SOCIÉTÉ ANATOMIQUE

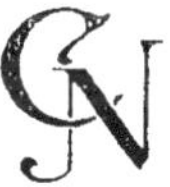

PARIS

C. NAUD, ÉDITEUR

3, RUE RACINE, 3

—

1902

DU

DRAINAGE VÉSICAL

PAR

LES VOIES NATURELLES

**CONTRIBUTION A L'ÉTUDE DE LA SONDE URÉTRALE A DEMEURE
DANS LES INFECTIONS URINAIRES**

PAR

Le Docteur Henry BERTHIER

ANCIEN INTERNE EN CHIRURGIE DES HOPITAUX DE PARIS
ET DE LA MATERNITÉ DE L'HOPITAL SAINT-LOUIS
MÉDAILLES DE BRONZE DE L'ASSISTANCE PUBLIQUE (EXTERNAT-INTERNAT)
MEMBRE CORRESPONDANT DE LA SOCIÉTÉ ANATOMIQUE

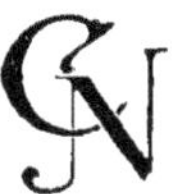

PARIS

C. NAUD, ÉDITEUR

3, RUE RACINE, 3

—

1902

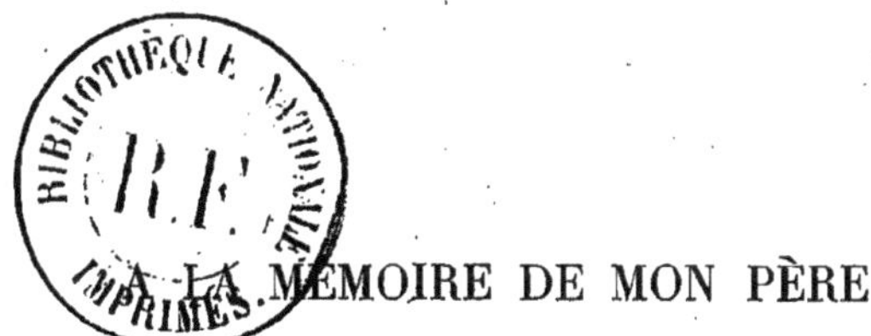

A LA MÉMOIRE DE MON PÈRE

A MA MÈRE

Je dédie ce travail.

A MON PRÉSIDENT DE THÈSE

MONSIEUR LE PROFESSEUR GUYON

MEMBRE DE L'INSTITUT
PROFESSEUR DE CLINIQUE DES MALADIES DES VOIES URINAIRES
A LA FACULTÉ DE PARIS

Au moment de terminer mes études médicales, je tiens
à remercier les maîtres qui, dans les hôpitaux de Paris,
ont, pendant près de dix ans, contribué par leur enseignement de chaque jour à m'instruire de mes devoirs
d'homme et de médecin.

C'est à M. le P^r agrégé Blum, chirurgien de l'Hôpital Saint-Antoine, que je dois une grande partie de
mon éducation chirurgicale ; j'ai fait mes débuts d'externe
dans son service, puis quatre ans plus tard j'ai été son interne. Je dois le remercier et de ses leçons pratiques, et
de l'initiative qu'il m'a progressivement laissé prendre
dans son service ; je n'oublierai pas la bienveillante pa-
tience avec laquelle il m'a surveillé et guidé dans mes
premières opérations de hernies et dans mes premières
amputations ; et j'aurai toujours dans ma carrière le souvenir et l'exemple de son impassibilité et de sa netteté de
décision, qualités si utiles à un chirurgien. Il a bien
voulu continuer à m'honorer de son estime et de son amitié, aussi suis-je heureux de pouvoir en tête de ce travail
lui en exprimer ma reconnaissance.

J'ai terminé mon internat et achevé mon éducation
chirurgicale dans le service de M. le Dr Bazy, à l'hôpital
Beaujon. Je lui dois beaucoup également. En dehors du
souvenir excellent que je garderai de la bonté et de l'obli-

geance du plus aimable des maîtres, je tiens à le remercier de la très large initiative qu'il m'a laissée, grâce à laquelle j'ai pu compléter les multiples connaissances nécessaires à un chirurgien, et pratiquer toutes les interventions courantes. J'ai appris de lui la pratique des maladies des voies urinaires ; à la consultation de sa polyclinique de Beaujon, passent en effet près de mille malades chaque année ; champ fructueux pour un élève guidé par un maître d'une telle compétence. C'est là, du reste, que j'ai pris le sujet de cette thèse, et je dois ici exprimer à M. Bazy ma reconnaissance pour les judicieux conseils qu'il m'a donnés, et pour les observations qu'il a mises à ma disposition.

Comme autres maîtres en chirurgie, j'ai eu, remplaçant mes chefs titulaires, MM. Guillemain, Chevalier, Pierre Delbet, Bouglé et Lyot, chirurgiens des hôpitaux, et j'adresse à tous mes remerciements pour l'enseignement que j'ai reçus d'eux et pour leur bienveillance à mon égard.

J'ai une reconnaissance toute particulière pour MM. Guillemain et Chevalier, qui ont été et resteront pour moi de véritables amis. Ce sont eux qui m'ont fait pratiquer mes premières grosses opérations abdominales, et M. Chevalier a contribué également à mon éducation en chirurgie des voies urinaires.

Pendant mon internat, j'ai été attaché également pendant six mois à la Maternité de l'hôpital Saint-Louis. J'y ai, à mon grand regret, trop peu connu mon chef titulaire, M. le Dr Auvard, suffisamment cependant pour garder le souvenir de la courtoisie de son accueil ; mais j'y ai eu comme chefs MM. les Drs Bouffe de Saint-

Blaise et Brindeau, accoucheurs des hôpitaux ; sous les ordres de ces maîtres jeunes, au commerce facile, j'ai accumulé, grâce à l'initiative qu'ils m'ont laissée, les connaissances obstétricales indispensables à tout bon praticien. Je les remercie, et de l'amitié qu'ils me témoignèrent, et de la bienveillance avec laquelle ils me laissèrent pratiquer la plupart des interventions obstétricales qui se présentèrent pendant mon séjour à Saint-Louis.

En première année d'internat, j'avais été l'interne de M. le Dr Aud'houi, à l'Hôtel-Dieu, et de ses remplaçants MM. Courtois-Suffit et Dufour, médecins des hôpitaux. Je conserve un souvenir excellent de M. Aud'houi et de ses causeries ; au sortir du service, où il contemplait d'un sourire sceptique, mais aimable, mon enthousiasme de thérapeute débutant, il me faisait revivre la vie médicale anecdotique des générations précédentes et de ses chefs de l'ancien Hôtel-Dieu.

C'est dans ce service que j'ai complété mon éducation médicale ; je l'avais commencée comme stagiaire à la Charité, avec M. le Pr agrégé Roger, et avec M. Richardière. J'avais eu l'honneur ensuite d'être externe de M. le Professeur Bouchard, et j'ai fait chez lui une excellente année de médecine générale. J'ai enfin été externe de M. le Professeur Hutinel dans son beau service des Enfant-Asssistés : je garderai toujours le souvenir de ses leçons de pathologie infantile, et de l'enseignement clinique qu'il nous donnait, enseignement presque unique par la multiplicité et la variété des cas qui se présentaient journellement dans ce milieu si spécial, où le nouveau-né côtoie l'adolescent.

J'ai eu enfin, à des titres divers comme maîtres en médecine interne, MM. Widal, Vaquez, Guinon, Jacquet, Lenoir, Gouget, médecins des hôpitaux.

J'ai également été l'externe de M. le Dr Renault, à l'hôpital Broca, pendant quelques mois. Je tiens à le remercier tout spécialement et de ses leçons, et de l'intérêt qu'il m'a toujours porté.

A côté de ces maîtres, j'en ai eu, en dehors du milieu hospitalier, d'autres qui ont contribué également à parfaire mon éducation scientifique et à qui je tiens à exprimer ma reconnaissance :

M. le Dr Macaigne, médecin des hôpitaux, et le Dr Thiercelin, qui au laboratoire de Clamart m'apprirent la bactériologie pratique.

M. le Dr Emery, qui aux consultations de l'après-midi à l'hôpital Saint-Louis me familiarisa avec la pratique des affections cutanées.

M. le Dr Parinaud, le Dr Valude, et mes amis Terrien et Druault, chefs de clinique ophtalmologique, MM. les Drs Martin et Lubet-Barbon, qui m'enseignèrent les éléments d'ophtalmologie, et de maladies du nez, oreilles et larynx nécessaires à tout médecin.

AVANT-PROPOS

Depuis une douzaine d'années la question de la thérapeutique des infections urinaires a été longuement et fréquemment discutée. C'est M. Poncet qui, rejetant systématiquement l'emploi de la sonde urétrale à demeure, qui constituait pour toute l'école de Necker un excellent moyen de drainage, vint prôner le drainage hypogastrique, la cystostomie, et amena le début de la discussion. Cette dernière dure encore : et de part et d'autre les convictions restent inébranlables, malgré les nombreux travaux, les communications multiples.

Les premiers mémoires de M. Poncet remontent à 1888-89. En 1893, Legueu dans les *Annales des maladies des organes génito-urinaires,* publie un article sur la sonde à demeure et vante ses résultats dans l'infection. Un an après, M. Bazy, à la *Société de chirurgie,* à propos d'un travail de M. Lejars sur le cysto-drainage. puis dans le *Bulletin général de thérapeutique* (février 1895). entre dans la discussion, combat pied à pied les arguments donnés en faveur de la cystostomie, ou comme il l'appelle plus exactement du méat hypogastrique. réfute les critiques faites à la sonde à demeure et se prononce hautement en faveur de cette dernière. L'année suivante, à la *Société de chirurgie* (février 1896), à propos d'un travail de M. Mougeot intitulé « cystostomie sus-pubienne », il revient à la charge et pose des conclusions identiques.

Entre ces deux mémoires, M. le P\ Guyon, dans un travail resté classique, en collaboration avec Michon, publie sur la sonde à demeure le mémoire le plus complet qui existe sur la question. Michon, il est vrai, quelque temps après dans sa thèse, tout en laissant une large place au drainage par les voies naturelles, se laisse un peu entraîner par l'engouement qui pousse alors vers la nouvelle méthode.

Cet engouement, très modéré à Paris, dure du reste fort peu. Une nouvelle réaction se fait à partir de 1897. C'est Escat qui, dans les *Annales des maladies des organes génilo-urinaires*, prouve la possibilité du drainage vésical prolongé par la sonde ; Genouville qui apporte à l'Association d'urologie une série d'observations et de courbes en faveur de la méthode.

En 1900 M. Guyon, dans une clinique publiée dans la *Presse Médicale*, rappelle son mémoire fait avec Michon, montre que son opinion ne s'est pas modifiée et établit, observations en main, qu'il a raison. Un élève de Necker, Langlois, fait peu après une thèse sur la sonde à demeure en général, laissant peut-être un peu trop de côté, la discussion de la valeur comparative de la méthode avec les autres procédés.

Enfin, à la section de chirurgie urinaire du Congrès international de 1900, Legueu, dans un rapport sur le traitement des prostatiques, rejette le méat hypogastrique, le réservant à des cas exceptionnels.

Et cependant, une partie de l'Ecole lyonnaise, M. Poncet et ses élèves, Lagoutte, Delore, Rollet, à Paris, de très rares chirurgiens, M. Picqué entre autres, continuent à défendre le méat hypogastrique et à le considérer comme le remède nécessaire de l'infection urinaire.

La question n'est donc point nouvelle et je n'ai pas la prétention d'y apporter des vues originales, Mais il m'a semblé intéressant de reprendre et de résumer cette discussion de dix années et, tout en publiant un certain nombre d'observations, de remettre en parallèle les deux grandes méthodes de drainage vésical. J'ai cette année, dans le service de mon maître, M. Bazy, vu et manié de nombreux prostatiques ainsi que des rétrécis infectés. Dans aucun cas nous avons eu besoin de recourir au méat hypogastrique ; la sonde à demeure bien réglée, combinée parfois à l'urétrotomie interne, nous a toujours donné d'excellents résultats. En plus de l'exemple, M. Bazy m'a fait part de son expérience déjà longue ; il m'a fait comprendre pourquoi ses idées sur la question n'avaient jamais varié et que dans les cas où la sonde à demeure échoue, la cystostomie ne peut guère donner de meilleurs résultats.

Il m'a montré également que les difficultés de cathétérisme, les impossibilités même, tant invoquées en faveur de l'incision hypogastrique, sont bien minimes, sinon négligeables lorsqu'on possède un bon outillage et principalement lorsqu'on sait s'en servir.

C'est fort surtout de l'opinion de mon Maître, fort également de celle de M. le Pr Guyon et de toute son école, opinion qui n'a jamais changé, que je viens aborder la question et y apporter une minime contribution ; mon expérience en pathologie urinaire est encore jeune, mais ma conviction n'en est pas moins solidement établie : le drainage d'une vessie infectée par les voies naturelles est le procédé de choix ; la cystostomie, le procédé d'exception.

J'envisagerai d'abord dans une rapide étude d'ensemble le drainage vésical, son utilité, et les divers procédés employés ou proposés. Dans un second chapitre j'apporterai les résultats cliniques fournis par la sonde à demeure, j'étudierai ses indications et ses avantages. J'entrerai ensuite dans la discussion de ses inconvénients et des griefs qu'on lui oppose ; je les mettrai en parallèle avec ceux du méat hypogastrique. Je terminerai enfin en indiquant la technique du procédé.

CHAPITRE I

Il est depuis fort longtemps reconnu que la stagnation
de l'urine dans la vessie, que la rétention soit incomplète,
soit complète, joue dans l'infection vésicale un rôle patho-
génique important. Indépendamment de l'excellent bouillon de culture constitué par l'urine stagnante, la vessie
subit du fait de la rétention et de la distension progressive
qui en résulte des modifications anatomiques qui faci-
litent le développement des agents infectieux lorsqu'ils y
pénètrent. La vessie réagit d'abord en se contractant inu-
tilement ; sa musculature résiste quelque temps chez
l'adulte, chez le rétréci surtout : chez le vieillard, le prostatique, le muscle se laisse vite forcer ; en même temps la
muqueuse vésicale se congestionne, des ecchymoses, des
hématuries, des érosions épithéliales se produisent, nouvelles causes prédisposantes de l'infection, qui après avoir
facilité sa production, favoriseront son passage à la chro-
nicité.

La stase de l'urine dans la vessie produit également
des troubles du côté des reins, des uretères et des bassi-

nets. Ils sont mécaniques et réflexes ; le rein d'abord congestionné subit après une période de suractivité une déchéance progressive et en même temps que les tubes urinifères se dilatent, le parenchyme s'atrophie.

Il est rare que dans des conditions de réceptivité pareilles l'infection tarde à s'installer. Les germes infectieux peuvent venir soit par voie urétrale ; et c'est de beaucoup leur origine la plus ordinaire, le cathétérisme restant encore un des agents fréquents d'infection ; soit par voie uretérale, infection descendante, soit enfin par voie sanguine. Je n'insisterai pas sur cette pathogénie, bien étudiée à l'heure actuelle et qui n'intéresse qu'indirectement mon sujet.

Je dirai seulement qu'à côté de cette infection vésicale rendue possible ou facilitée par la stagnation de l'urine dans la vessie, il peut y avoir infection directe et primitive du bassinet et de l'uretère distendus par la stase urinaire, et que lorsque cette stase est la conséquence d'une rétention vésicale il faudra soit pour éviter l'infection, soit pour lutter contre elle, assurer l'évacuation complète et constante de la vessie, quel que soit l'obstacle qui s'oppose à son fonctionnement normal.

Même au début, lorsque la vessie est seule en cause il est utile d'éviter la stagnation et la rétention. La vessie a comme moyens de défense, en effet, sa contractilité et l'intégrité du revêtement épithélial de sa muqueuse, il faudra veiller à ce que la congestion, la rétention, la distension ne viennent les lui enlever. L'infection établie, il devient encore plus nécessaire d'assurer l'évacuation du contenu vésical. Nous verrons plus tard que dans la thérapcutique de l'infection vésicale localisée, il faut surtout veiller à mettre la vessie dans les conditions les plus rapprochées de son fonctionnement physiologique ; mais c'est qu'il faut également et avant tout éviter la propagation de l'infection à l'appareil urinaire supérieur : infection généralisée ; et empêcher la pénétration dans la circulation générale des agents infectieux et de leurs toxines : infection générale (1).

Normalement le courant descendant continu de l'urine dans l'uretère, les contractions péristaltiques de ce dernier, assurent au rein une excellente protection, plus encore que le mode de pénétration des uretères dans la vessie. La rétention triomphe vite de ces obstacles. En même temps que l'infection par continuité de tissu, en même temps que l'ascension microbienne expérimentalement démontrée dans les cas de distension généralisée de l'appareil urinaire, il existe, sous l'influence des contractions combinées de la vessie et de l'uretère, un reflux de l'urine infectée dans ce dernier. C'est ce qu'il ressort de recherches nombreuses, de Zemblinoff, Lewin et Goldschmidt, de Courtade et J.-F. Guyon, de Bazy et Chevereau, et d'autres encore inédites de Bazy et Deschamps.

L'infection générale traduit l'absorption des toxines élaborées dans l'appareil urinaire infecté et la pénétration dans la circulation des agents de cette infection.

Cette pénétration peut se faire en tout point de l'appa-

---

(1) J'emprunte cette division de l'infection urinaire en localisée, généralisée, générale, au nouveau livre de M. Bazy (Chirurgie des voies urinaires, Bibliothèque de chirurgie contemporaine, chez Doin), livre non encore paru, mais dont il a bien voulu me faire lire quelques chapitres.

reil urinaire ; elle se rencontre plus évidemment lorsque l'infection est généralisée, mais nous verrons par contre l'utilité de soustraire une éraillure urétrale au contact d'une urine même peu septique.

La vessie, surtout lorsqu'elle est mise en tension, laisse facilement, si sa paroi est altérée, pénétrer dans l'économie les toxines produites dans l'urine qu'elle contient. La part du rein lorsqu'il est infecté est également considérable et il joue le rôle prépondérant dans l'infection chronique. En même temps que l'infection en effet, il existe des phénomènes d'intoxication dus au mauvais fonctionnement du rein, phénomènes qui interviennent d'une manière notable dans la forme chronique de l'infection urinaire, et lui donnent même ses traits cliniques caractéristiques. L'épuration rénale s'exécute mal, les toxines qui saturent l'organisme ne s'éliminent qu'imparfaitement.

Ces considérations générales montrent simplement l'utilité d'assurer les fonctions normales de la vessie, et qu'il y ait infection ou non la nécessité de supprimer la stagnation et la distension, de conserver ou de rendre à la vessie l'intégrité de sa musculature et de son revêtement épithélial. L'évacuation régulière ou permanente du contenu vésical en constitue l'élément principal.

Cette évacuation, préventive lorsque l'infection n'est pas encore installée, devient plus tard palliative et curative, et comme on l'a depuis longtemps démontré, comme j'en citerai encore de nouveaux exemples, constitue la meilleure thérapeutique de l'infection urinaire quelque forme qu'elle revête.

Lorsque le contenu de la vessie est infecté, nous rentrons du reste dans une loi de pathologie générale, à savoir la nécessité d'évacuer toute collection septique de l'organisme, d'éviter sa reproduction ou tout au moins d'assurer son libre écoulement.

La vessie, tout aussi bien qu'un abcès, doit être drainée lorsqu'elle contient et retient du liquide infecté ; et plus encore peut-être que pour tout autre organe, lorsque ses fonctions s'exécutent mal, on doit veiller à leur suppléance mécanique.

Si tout le monde s'entend sur la nécessité du drainage vésical : les opinions en revanche diffèrent notablement sur les procédés à employer. Je vais exposer dans leurs grandes lignes les diverses méthodes employées ou proposées.

A. *Drainage par voies naturelles.* — La voie utilisée le plus communément est évidemment la voie urétrale ; d'autant que le plus souvent la cause première de la rétention siège dans l'urètre et que les efforts du chirurgien doivent se porter sur le rétablissement des fonctions de cet urètre, élément essentiel du bon fonctionnement ultérieur de tout l'appareil urinaire.

Le cathétérisme soit régulièrement répété, soit permanent, constitue lorsque l'urètre est perméable, ou lorsque par un artifice quelconque il est redevenu perméable, le plus simple et du reste le plus employé de tous les procédés de drainage vésical, malgré les acerbes critiques qui lui ont été adressées. C'est le drainage vésical par les voies naturelles, ou plus simplement le drainage vésical par la sonde urétrale à demeure. C'est sur lui que je m'étendrai dans les autres chapitres ; et j'espère montrer que dans la majorité des cas il est préférable aux autres procédés, puisqu'il donne à moins de frais des résultats peut-être supérieurs.

B. *La ponction de la vessie par voie hypogastrique.* — Ce procédé comprend la ponction simple, et la ponction suivie de la fixation d'une canule, d'une sonde ou d'un drain à demeure.

La ponction simple ne constitue pas un mode de drainage, mais bien un mode de dérivation très momentanée de l'urine. Qu'elle soit pratiquée avec le gros trocart du frère Côme (opération de Méry) ou comme il est préférable de le faire avec l'aiguille ou le trocart capillaire des appareils Dieulafoy ou Potain, elle ne peut être indéfiniment répétée et ne peut servir qu'à gagner du temps ou à obtenir la cessation des phénomènes congestifs dans une crise de rétention aiguë. Elle est du reste très combattue et, même lorsque la vessie n'est pas infectée, M. Poncet et ses élèves la rejettent systématiquement lui reprochant entre autres méfaits la fréquence des phlegmons prévésicaux, la possibilité de la blessure du péritoine et lui préfèrent la cysto-stomie sus-pubienne d'emblée : théorie fort discutable surtout lorsque l'urine n'est pas septique.

La ponction avec un gros trocart et fixation à demeure soit de la canule de ce trocart, soit d'une sonde introduite par cette canule, rentre dans les procédés de drainage de la vessie infectée. Procédé d'extrême urgence du reste et je partage complètement l'opinion de M. Lejars qui, lorsqu'en 1893 il publia dans la *Semaine Médicale* son article sur « La ponction de Méry rajeunie », l'indique comme tel, et lui préfère l'incision franche de la vessie. Le cysto-drainage hypogastrique avec introduction dans la vessie d'une sonde en caoutchouc rouge à la faveur de la canule d'un gros trocart courbe, et installation d'un siphon pour prévenir l'infiltration prévésicale est, dit-il, à la portée de tout praticien isolé, mal outillé, tandis que la cystostomie est difficile dans de pareilles conditions.

M. Rochet (*Ann. génito-ur.*, 1898) a proposé à son tour le cysto-drainage hypogastrique, et fait connaître un petit trocart porte-drain assez ingénieux qui permet de réaliser aisément ce drainage.

C. *Le méat hypogastrique.* — Nous arrivons à un mode de drainage plus large, plus clair et partant plus chirurgical. C'est au Pr Poncet que revient l'idée de l'application régulière et systématique de l'incision vésicale par voie hypogastrique avec fixation des parois vésicales aux lèvres de l'incision cutanée ; de la cystostomie, pour employer le nom qu'il lui a donné ; nom qui, du reste, ne vaut pas celui de méat hypogastrique créé par les précurseurs de M. Poncet. En effet, de 1868 à 1888, date de la première publication de ce dernier, plusieurs chirurgiens avaient déjà, dans des buts divers, ouvert la vessie et dérivé d'une manière permanente le cours des urines : Sédillot, Thompson, M. Bazy, Bœckel, Röhmer, Tédenat, et enfin Mac-Guire dont les travaux sont contemporains de ceux de M. Poncet.

C'est à coup sûr un excellent procédé et qui peut rendre des services : je ne veux point ici ni célébrer ses qualités ni surtout montrer ses inconvénients ; j'aurai l'occasion d'y revenir ; comme il constitue en effet avec la sonde à demeure un des deux grands procédés de drainage employés, j'aurai à en établir le parallèle et à montrer leurs indications respectives. C'est, ainsi que je l'ai dit dans mon avant-propos, un des points intéressants de ce travail.

D. *Les drainages périnéaux.* — De nombreux procédés en ont été soit employés soit proposés. Thompson introduit un gros drain dans la vessie par une étroite boutonnière périnéale et après incision de l'urètre en arrière de la portion membraneuse.

Harrisson fait, à peu près par le même procédé, la dilatation progressive immédiate de l'urètre profond, laissant ou non un drain à demeure.

Ce drainage se fait bien, mais il ne constitue qu'un procédé passager, crée une infirmité pénible et présente en somme autant sinon plus d'inconvénients que le méat hypogastrique.

Quant à la tunnellisation du même auteur, consistant dans la ponction de la vessie au travers du périnée avec un gros trocart dont la canule est laissée en place : c'est un procédé aveugle à rejeter sans discussion.

MM. Rochet et Durand, considérant que dans certaines vessies vieilles et infectées, à bas fond prononcé, le drainage, soit par la sonde à demeure, soit par le méat hypogastrique, est insuffisant, ont proposé de faire un drainage direct de ce bas-fond par le périnée. C'est la cystostomie périnéale. Il est possible, disent-ils, en passant par le périnée d'atteindre la vessie dans sa portion interdéférentielle en ménageant la musculature périnéale et en côtoyant l'urètre, le rectum et l'uretère. On ouvre la vessie dans le triangle interdéférentiel, on abaisse la portion vésicale ainsi incisée et on la suture à la peau du périnée. C'est évidemment la voie de choix pour un drainage vésical idéal : mais il faut reconnaître qu'elle n'est point aisée et de par les diverses complications qui peuvent survenir par blessure toujours possible des organes voisins, elle constitue une intervention peut-être disproportionnée, et d'autant plus risquée qu'elle suppose qu'on a déjà essayé sans succès la sonde à demeure, et le méat hypogastrique,

MM. Rochet et Durand citent le procédé de Lewin, analogue comme résultat, consistant à aborder la vessie à travers le creux ischio-rectal.

Si cette méthode est restée purement théorique, dans une catégorie d'infectés, chez les prostatiques, le drainage périnéal a déjà été réalisé et le sera probablement de temps à autre maintenant. Je veux parler du drainage qu'on peut faire consécutivement à la prostatectomie. Cette opération est encore trop récente pour que, malgré les communications de M. Albarran, on puisse avoir une idée précise sur la question ; elle a été surtout étudiée et facilitée par Proust. Ce dernier indique dans sa thèse l'avantage qu'on a à se servir de la brèche périnéale pour drainer une vessie infectée. La vessie ouverte en arrière de son col, soit pendant, soit après l'ablation de la prostate, est suturée le plus bas possible, à la peau lorsque ce n'est point trop malaisé. « On ne peut guère, dit Proust, comparer les conditions spéciales dans lesquelles se trouvera alors la vessie qu'à celles dans lesquelles se trouve une vessie de femme largement ouverte dans le vagin. En tout cas, aucun des drainages périnéaux préconisés jusqu'ici ne peut être comparé à celui-là. Si bien que s'il est juste d'envisager la prostatectomie totale comme le traitement rationnel d'une hypertrophie aseptique, il est légitime de penser qu'en présence d'un bas-fond infecté la prostatectomie aura encore son indication, différente il est vrai, comme en présence d'une suppuration pelvienne, l'hystérectomie vaginale est indiquée pour amener le drainage parfait du cul-de-sac de Douglas. »

Je partage absolument l'idée de l'établissement d'un drainage vésical, parfait du reste, après l'ablation d'une prostate lorsque le bas-fond est prononcé, l'urine très infectée et qu'on peut craindre l'insuffisance de la sonde à demeure. Mais ce drainage sera en somme un procédé rare. Les indications de l'ablation de la prostate ne sont pas encore précises ; sans parler des vieux prostatiques chez qui une opération sérieuse serait risquée, il y a nombre de prostatiques rétentionnistes et infectés à petite prostate et à vessie sclérosée chez qui à priori la prostatectomie ne semble pas devoir donner d'excellents résultats : il y a enfin nombre d'autres prostatiques qui vivent dans des conditions d'infirmité légère avec le cathétérisme et qui hésiteront, s'ils ne refusent pas d'emblée, à subir une grosse intervention. J'en conclus que le drainage périnéal à la suite de la prostatectomie, excellent en lui-même, ne constitue dans la thérapeutique de l'infection urinaire chronique qu'un procédé qu'on aura rarement l'occasion d'employer et qui ne peut aspirer à remplacer, avantageusement, je le répète, la sonde à demeure ou le méat hypogastrique que dans les cas peu fréquents où l'existence d'une prostate volumineuse chez un homme jeune indique une intervention.

E. *La colpo-cystostomie* constitue chez la femme un excellent procédé. Chez elle, du reste, cette question du drainage a bien moins d'importance. La brièveté de l'urètre, la rareté des obstacles dans son trajet, sa dilatation facile font qu'il est chez elle bien rarement indiqué d'appliquer la sonde à demeure dans les cas d'infection. De par les raisons précitées, la stagnation est rare chez elle. Lorsque soit après une intervention intravésicale, soit pour des phénomènes douloureux on veut drainer largement la vessie et qu'on considère que le drainage par les voies naturelles est insuffisant, la colpo-cystostomie est indiquée.

De cet exposé des diverses méthodes de drainage vésical nous pouvons conclure que dans la pratique, et c'est à ce point de vue exclusif que j'entends demeurer, il existe deux procédés en présence, ayant chacun leurs partisans. Je m'en vais maintenant étudier complètement l'un deux, le drainage par la sonde urétrale à demeure, et montrer ses effets et ses indications.

CHAPITRE II

RÉSULTATS CLINIQUES DE LA SONDE URÉTRALE A DEMEURE
SES INDICATIONS — SES AVANTAGES

Le drainage dans les infections urinaires n'est indiqué que lorsqu'il y a stagnation ou rétention ; c'est du reste le cas le plus fréquent. Nous n'avons donc pas à envisager ici la thérapeutique des cystites aiguës d'origine banale, des cystites blennorrhagiques survenant dans des vessies saines, se vidant bien, à musculature énergique et à urètre de calibre normal, dans lesquelles la physiologie de tout l'appareil reste intègre, cystites que le régime, les topiques locaux suffiront à guérir. Nous n'avons à nous occuper que du traitement de l'infection de l'appareil urinaire chez les sujets qui vident mal leur vessie, et chez qui le drainage est toujours utile et le plus souvent même nécessaire.

Ces sujets, en pratique appartiennent presque toujours à deux grandes catégories de malades, ce sont des prostatiques ou des rétrécis.

Non pas cependant qu'à côté d'eux il n'y ait d'autres catégories ; certains malades atteints de cystites anciennes présentent des lésions de péricystite diffuse qui font que la vessie ne peut plus se contracter et se laisse distendre avec facilité ; ces malades arrivent donc, en dehors de toute lésion urétro-prostatique, à avoir de la stagnation et partant sont améliorés par le drainage ; chez d'autres, par troubles d'innervation, chez des malades atteints de lésions médullaires, il existe également de la rétention. Chez des calculeux il existe souvent avec une stagnation minime et passagère de l'infection que la sonde à demeure atténue, permettant d'intervenir dans de bonnes conditions. Enfin, dans des tuberculoses de l'appareil urinaire localisées ou généralisées, le drainage permanent par la sonde permet le libre et continu écoulement des produits septiques et des toxines et atténue les réactions infectieuses secondaires.

En pratique, je le répète, l'origine de la stagnation et de la distension vésicale est presque toujours une lésion prostatique ou urétrale.

La classe des prostatiques infectés est si considérable que c'est presque exclusivement chez elle que tous les divers procédés de drainage ont été étudiés. Une partie de mes observations se rapportent également à des prostatiques ; aussi, je vais commencer par là l'étude de l'application de la sonde à demeure, chercher ses indications et discuter ses résultats cliniques chez cette catégorie de malades.

1. *Du drainage vésical par les voies naturelles chez les prostatiques.*

Je ne veux pas refaire ici la symptomatologie de l'hypertrophie prostatique pas plus qu'envisager les diverses thérapeutiques de l'affection. Je ne veux étudier que l'infection chez eux et les résultats du drainage par la sonde à demeure.

Je suppose donc que la symptomatologie est connue dans tous ses détails et, prenant les conclusions admises par l'école de Paris, je dis que le drainage vésical chez les prostatiques est fréquemment indiqué :

1° Chez des malades à vessie non encore infectée, mais présentant de la rétention aiguë ou chronique, complète ou incomplète ;

2° Chez des malades présentant de l'infection urinaire localisée ou généralisée avec ou sans infection générale de l'organisme ; infection tantôt aiguë, tantôt, et c'est le cas le plus fréquent, chronique, avec poussées aiguës plus ou moins graves.

Je vais m'expliquer dans ce qui va suivre sur la distinction que je fais en établissant ces deux catégories, et sur la conception que j'ai de la sonde à demeure en disant que dans la première elle constitue principalement un moyen thérapeutique préventif de l'infection, alors que chez les malades qui composent la seconde elle est tantôt un procédé curatif, tantôt un simple moyen palliatif.

Je n'envisage pas ici les trois grandes étapes cliniques de l'hypertrophie prostatique, et les indications et résultats du drainage dans chacune d'elle ; je me place à un point de vue plus général ; entre la gravité de l'infection aiguë chez le prostatique de la 2e période et chez celui de la 3e, il n'y a pas au point de vue des allures de l'infection et des résultats thérapeutiques de grande différence. En plus de l'importance évidente de la résistance générale de l'organisme, il n'y a chez tous ces malades que deux éléments à considérer : le degré de sclérose et de distension vésicale en dehors des périodes de rétention, et l'intégrité de l'appareil urinaire supérieur. On en tirera et les éléments du pronostic général et les éléments de la thérapeutique présente et future : car, nous savons qu'en présence d'une vieille vessie sclérosée et définitivement distendue, en présence d'un bassinet et d'un rein distendu et souvent infecté, le drainage prolongé longtemps, puis rétabli à la moindre poussée, est nécessaire, et que s'il ne guérira pas l'infection chronique de tout l'appareil urinaire, il y palliera dans la mesure du possible.

A. *Drainage préventif par la sonde urétrale à demeure.* — On peut trouver que la sonde à demeure appliquée chez des gens à vessie non infectée ou très légèrement, mais vidant mal cette vessie et présentant de la distension chronique ou de la rétention aiguë, ne constitue pas à proprement parler un procédé de drainage et que la qualification de préventive appliquée à ce drainage. apporte une idée restrictive.

Mais, en dehors des produits septiques qui dans ce cas n'existent pas, le drainage peut être employé également pour permettre l'évacuation régulière des produits toxiques de l'urine. J'ai déjà parlé dans le chapitre premier de l'association clinique des phénomènes de toxémie et de septicémie qui s'allient dans l'infection urinaire ; ces produits toxiques de l'urine doivent être évacués et si pour des raisons que je vais indiquer ultérieurement on considère que le cathétérisme intermittent a des inconvénients, il faudra par la sonde à demeure assurer leur évacuation régulière.

En même temps que cette sonde à demeure permet l'écoulement continu de l'urine et de ses produits toxiques, elle supprime le bouillon de culture excellent que constitue cette urine stagnant soit dans la vessie soit dans l'uretère et le bassinet dilatés et elle diminue enfin, quoi qu'on ait pu dire, les chances d'apport de germes infectieux, et les traumatismes nocifs de l'urètre et de la prostate.

C'est pour toutes ces raisons que j'estime avoir le droit de dire que la sonde à demeure mise dans un but préventif constitue un mode de drainage et rentre dans mon étude. Si nous examinons du reste ce que nous voyons faire en chirurgie générale, nous voyons souvent, moins peut-être aujourd'hui où on est plus sûr de son asepsie, appliquer des drainages préventifs en dehors de toute infection préexistante pour assurer l'écoulement des liquides de transsudation, de sang en particulier, qui peuvent constituer d'excellents milieux de culture.

Mais d'une manière générale du reste, dans les rétentions soit aiguës, soit chroniques, sans infection vésicale ou avec infection légère, le cathétérisme intermittent est préférable au drainage, non pas que la sonde à demeure soit dangereuse, seulement elle est inutile puisque sans imposer aux malades l'ennui et la gêne qu'occasionnent son port, on arrive aux mêmes résultats.

Quelles sont donc les raisons qui doivent guider et qui indiquent la substitution de la sonde à demeure aux cathétérismes répétés chez les prostatiques non infectés mais à vessie distendue ou en rétention ?

Nous devons être guidés ici presque exclusivement par les difficultés du cathétérisme, ou les dangers que sa répétition faite dans des conditions défectueuses peut faire craindre ; enfin par la nécessité par trop fréquente de sa répétition, même dans les meilleures conditions possibles.

La déformation excessive de la traversée prostatique, déformation que l'exploration puis le cathétérisme permettent de reconnaître, déformation qui apporte même pour les chirurgiens expérimentés de grandes difficultés à l'introduction de la sonde dans la vessie est une des premières raisons qui indiquent l'inconvénient du cathétérisme répété. Lorsque chez un individu en rétention on ne pourra introduire que très malaisément au premier et surtout au second cathétérisme une sonde béquille appropriée, lorsque surtout, on ne pourra pénétrer qu'avec la manœuvre du mandrin ; il sera indiqué de laisser à demeure momentanément, souvent deux ou trois jours seulement, le plus souvent davantage, la sonde ainsi introduite.

On évite ainsi tout traumatisme et toute éraillure de la muqueuse urétrale, cause possible d'une poussée d'infection générale, et surtout on régularise le canal qui s'assouplit, se laisse facilement dilater : on aplanit momentanément les proéminences de la prostate. Ce fait est du reste bien connu, même en dehors de toute rétention et de toute infection ; et quelques chirurgiens mettent une sonde à demeure la veille d'une lithotritie lorsqu'ils prévoient le manque de souplesse du canal ou de légers obstacles. La preuve clinique en est couramment faite d'autre part par la facilité avec laquelle on cathétérise même avec une simple sonde de Nélaton des urètres quelques jours avant extrêmement difficiles, et devenus d'une traversée facile après le port de la sonde à demeure.

M. le Pr Guyon a insisté là-dessus et a contribué à faire connaître ce fait. Dans son mémoire publié avec Michon sur la sonde à demeure, il en parle longuement. « Nous ne voudrions pas, dit-il. que l'on inférât de ces faits heureux que nous admettons que la sonde à demeure a le pouvoir de rendre perméable à l'urine l'urètre des prostatiques. Elle a celui de le rendre le plus souvent perméable à la sonde et cela est déjà fort important à connaître. »

Il insiste aussi sur un autre fait connexe, commun du reste à tout mode de drainage, mais obtenu parfaitement par la sonde à demeure, c'est la décongestion de la prostate. C'est un fait qu'ont signalé tous ceux qui se sont occupés de la question. M. Bazy a indiqué également ce résultat, et dans une discussion à la Société de chirurgie, il a en plus donné l'excellent conseil d'apprécier le volume de la prostate, lorsque la vessie est vide, sans quoi on s'expose à une erreur, et à croire à des décongestions prostatiques subites, alors qu'il n'en est rien.

Pasteau, dans les *Annales génito-urinaires* de 1897, a publié un article sur « la diminution du volume de la prostate par l'emploi de la sonde à demeure ou du cathétérisme répété ». Dans quelques-unes des observations de ce travail ce fait est également signalé, sans y insister du reste, car il est aujourd'hui banal.

Enfin, la vascularisation ou la friabilité exagérée de la prostate, et très souvent malheureusement l'existence de fausses routes récentes indiquent la sonde à demeure.

L'existence de fausses routes est un point intéressant : je m'y arrêterai un peu, les envisageant aussi bien chez des prostatiques aseptiques que chez les infectés. C'est un des cas, en effet, où les partisans de l'incision hypogastrique sont intraitables et où ils repoussent hautement la sonde à demeure. Or, en pratique, ce n'est pas parce qu'un confrère mal outillé, connaissant parfois mal les manœuvres qui donnent de si beaux succès, a fait une fausse route, une raison pour ne point essayer et surtout pour ne point réussir à passer, et pour d'emblée faire soit une ponction, soit une incision hypogastrique. La manœuvre du mandrin, telle que je l'exposerai dans le chapitre de technique permet presque toujours d'éviter la fausse route et de pénétrer dans la vessie.

J'ai malheureusement perdu l'observation d'un vieux prostatique que j'ai soigné cette année dans le service de M. Bazy. Ce malade en rétention complète aiguë avait subi en ville des essais de cathétérisme infructueux et présentait une légère urétrorragie. L'explorateur à boule, puis la sonde à béquille me conduisirent dans une fausse route prostatique et je ne pus pénétrer dans la vessie que difficilement et grâce à la manœuvre du mandrin. Je laissai la sonde à demeure et vidai progressivement et lentement la vessie. Pas d'incidents ultérieurs, le malade sortit se sondant régulièrement lui-même.

M. Bazy, dans son article « le méat hypogastrique chez les prostatiques » (*Bull. de thérapeut.*, 1895). cite l'obser-

vation d'un malade de 77 ans, infecté, à vessie distendue,
qui présentait deux fausses routes, l'une au cul-de-sac du
bulbe, l'autre dans la prostate, et à qui, au moyen du mandrin il mit à demeure une sonde en gomme n° 21. Ce
malade guérit et put se sonder ultérieurement lui-même.
Depuis, me dit-il, il en a eu plusieurs semblables et la
même technique lui a donné les mêmes succès.

Ces observations ne sont pas rares actuellement,
M. Guyon dans le Mémoire précité en cite 7 cas ; et l'an
dernier mon collègue et ami Alglave, son interne, a publié
dans les *Annales génito-urinaires* trois observations d'hémorragies dues à une fausse route dans la prostate,
traitées et guéries par la sonde à demeure et l'aspiration
des caillots.

A côté de ces faits où la difficulté du cathétérisme est
en cause, il en est d'autres qui réclament également dans
un but préventif la sonde à demeure. Parfois les envies
d'uriner sont tellement fréquentes qu'il est impossible de
pratiquer à chaque fois le cathétérisme. Toutes les fois où
le malade devra au moment d'une période aiguë de rétention complète être sondé plus de cinq à six fois dans la
journée, on aura intérêt je crois à mettre une sonde à
demeure. Dans la clientèle privée en particulier cela aura
d'autant plus d'avantages qu'on hésite souvent dans ces
périodes à laisser des mains inhabiles et sales pratiquer les
cathétérismes. Ce n'est pas un des côtés les moins importants de la question.

Il est enfin des cas où en présence de grande distension
vésicale, à contenu légèrement infecté ou non, on a intérêt, même lorsque l'urètre est facilement perméable, à

appliquer d'emblée la sonde à demeure. C'est chez des prostatiques avancés, présentant une grande distension et de la polyurie réflexe et chez qui par un seul cathétérisme, diminuant ainsi toute chance de traumatisme et d'apport de germes infectieux, on arrive, selon l'expression de M. Guyon, à détendre suffisamment la vessie, sans la vider prématurément.

L'observation suivante de rétention aiguë chez un prostatique très légèrement infecté montre l'excellence du procédé.

OBSERVATION I

(Personnelle. Service de M. BAZY.)

Rétention aiguë chez un prostatique. Infection vésicale légère.
Sonde à demeure. Excellent résultat.

C. A..., sculpteur, 74 ans, entre à l'hôpital Beaujon, salle Robert, le 19 septembre 1901, sorti le 10 octobre.

C'est un vieux prostatique qui, jusqu'à présent, malgré des gênes passagères de la miction, a assez bien vidé sa vessie. Il y a dix ans, il a eu une crise de rétention et a dû se sonder quelques semaines. Depuis un mois, il urine difficilement et a l'urine trouble. Cette difficulté n'a fait que s'accroître, il a progressivement distendu sa vessie, a eu deux crises de rétention passagère et nous arrive avec une vessie remontant à l'ombilic et urinant par regorgement. Le facies est terreux, la langue sèche, le pouls à 110° avec un peu de dyspnée. Grosse prostate.

M. Chevalier pratique aussitôt le cathétérisme. Une sonde béquille n° 17 à coudure prononcée et à bec court est introduite sans trop de difficultés. La traversée prostatique est longue. Cette sonde est immédiatement fixée à demeure. On fait écouler environ 250 grammes d'urine et on injecte 150 grammes d'eau boriquée. On met un fausset sur la sonde.

Durant la journée, à deux reprises, même évacuation, même réinjection d'eau boriquée, en plus petite quantité. Puis la nuit, le fausset fermant mal la sonde, l'urine s'écoule goutte à goutte et le lendemain la vessie est presque vide. Cette urine est un peu trouble.

Ce n'est que le lendemain soir qu'on laisse la sonde ouverte dans l'urinal.

Le malade est, bien entendu, immédiatement soulagé ; la dyspnée disparaît, puis la langue se nettoie. La sonde est laissée à demeure cinq jours. On pratique ensuite matin et soir le cathétérisme pour vider la vessie, la miction est du reste fort difficile ; on fait en même temps des lavages boriqués. Au bout d'une huitaine, on apprend au malade à se sonder lui-même avec une sonde Nélaton qui, impossible à introduire auparavant, pénètre maintenant facilement après le séjour de la sonde à demeure.

Pendant tout ce temps, la courbe thermique est restée normale. Les urines présentent un léger trouble encore. Il sort le 10 octobre, se sondant deux fois par jour. Sa prostate a diminué d'un tiers de son volume ; son état général est bon.

Ces jours derniers (décembre), ce malade est revenu dans le service. Le cathétérisme est plus malaisé, ses urines plus sales. Néanmoins, son état général n'est pas mauvais et il n'a pas de fièvre. On lui remet une sonde béquille à demeure ; on l'enlève huit jours après. Le malade reprend ses cathétérismes. Rien de spécial.

Si, maintenant, nous résumons le rôle préventif de la sonde à demeure chez les prostatiques, nous pouvons dire qu'elle est utile ou nécessaire dans tous les cas où la difficulté du cathétérisme, ou la nécessité de le répéter trop souvent font craindre l'apparition de phénomènes infectieux, et surtout la généralisation d'une infection subaiguë préexistante.

Dans tous ces cas, la sonde à demeure bien maniée,

employée surtout avec une asepsie minutieuse, donne
d'excellents résultats. Elle ne constitue pas là assez souvent un mode de drainage permanent. En effet on a parfois intérêt à la maintenir fermée, et à ne l'ouvrir qu'à
des intervalles réguliers.

Toutes les fois qu'il y a distension vésicale c'est une
règle absolue de ne vider que progressivement et lentement
la vessie. L'observation précédente montre que cette règle
a donné, comme toujours du reste, d'excellents résultats. Dans nombre de cas où simplement la difficulté du
cathétérisme amène le placement à demeure de la sonde,
il est également indiqué de la maintenir fermée.

En revanche, toutes les fois qu'il y a infection vésicale
même légère, dès que la distension vésicale, si elle existait, a disparu, la sonde doit être maintenue ouverte.
C'est là seulement le vrai drainage par les voies naturelles.

B. *Drainage curatif par la sonde à demeure.* — Chez
les prostatiques infectés la sonde à demeure donne comme
tous les autres procédés de drainage des résultats merveilleux. Je vais tout à l'heure montrer quelques courbes thermiques indiquant ses effets ; à quelque période du pros-
tatisme qu'on se trouve, les troubles de l'infection locale
et les phénomènes de l'infection générale s'atténuent ou
disparaissent. Il suffit de citer seulement quelques cas :
les effets sont à peu près toujours identiques, et pour ce
mode de drainage, comme pour les autres du reste, toutes
les fois que l'état général offre encore quelque résistance,

toutes les fois surtout que les lésions rénales ne sont pas trop prononcées, le résultat est excellent. Ces courbes avec leurs rapides défervescences sont bien connues aujourd'hui, M. Guyon en a publié de très remarquables soit dans son mémoire, soit l'an dernier à l'occasion d'une de ses cliniques ; Genouville à l'*Association française d'urologie* en 1897 en a apporté 18 fort intéressantes.

La première de mes observations est l'observation classique du vieillard à prostate hypertrophiée, présentant des troubles intermittents de la miction, vivant relativement bien avec son infirmité, et qui à l'occasion d'un auto-cathétérisme fait une poussée d'infection locale avec réaction générale. La sonde à demeure non seulement en cinq à six jours supprime toute réaction générale, atténue l'infection locale, mais même au bout de 15 jours elle diminue la stagnation vésicale, et rend au malade la miction spontanée qu'il avait perdue depuis trois semaines.

Observation II
(Service de M. Bazy.)

Stagnation et infection chez un prostatique. Sonde à demeure. Guérison.

L..., Pierre, 70 ans, caissier. Salle Robert, du 6 juin 1899 au 25 juillet.

Prostatique ayant depuis plusieurs années des troubles de la miction, obligé à diverses reprises de se sonder. A eu il y a 3 semaines une crise de rétention aiguë. S'est sondé depuis irrégulièrement ; il entre urinant seul, mais ne vidant pas sa vessie, qui contient environ 250 grammes d'urine trouble, purulente, légèrement sanguinolente.

Mauvais état général, langue sèche. T. 38°. Il a dû réinfecter sa vessie en se sondant ces jours derniers.

On lui met une sonde béquille 17 à demeure. (Cathétérisme très aisé.) L'état général reste mauvais quelques jours encore ;

Obs. 2

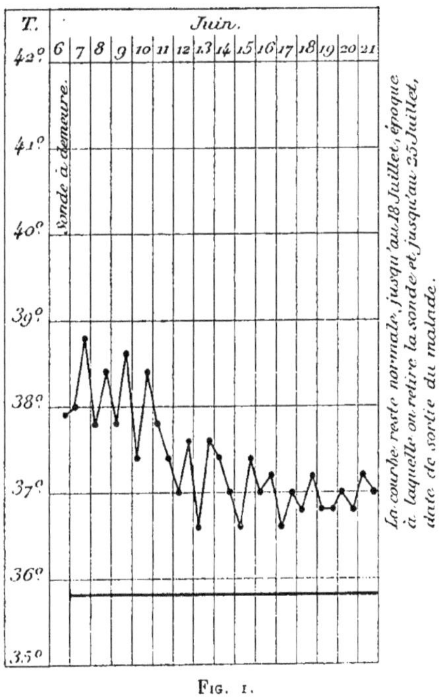

FIG. 1.

la T. oscille au-dessus de 38° pendant 4 jours et, sous l'influence du drainage permanent, du lavage quotidien de la vessie et du régime lacté, elle tombe à 37° le 5ᵉ jour.

Amélioration progressive et de l'état local et de l'état général.

Comme le malade vide toujours mal sa vessie, après quelques essais on lui laisse la sonde jusqu'au 18 juillet. A ce moment, les

urines sont peu troubles ; la miction est régulière, le résidu
vésical insignifiant.

Le malade part le 25 juillet. Il n'a pas été revu depuis.

L'observation III est fort intéressante, elle montre com-
ment on peut désinfecter suffisamment une vessie pour
permettre d'y pratiquer la lithotritie. L'infection était
rebelle, et on y voit la crise aiguë qui succède si souvent
à l'ablation prématurée de la sonde. En 4 ou 5 jours dans
tous les épisodes de cette observation la fièvre fait tomber
la température.

On y voit également l'utilité après la lithotritie de
drainer cette vessie infectée encore et présentant forcément de par l'hypertrophie prostatique de la stagnation
urinaire. Aucune réaction ne se produisit, et parce que le
drainage préventif et les lavages avaient diminué l'infection, et parce que le drainage consécutif enlevait à l'infection tout élément favorable.

OBSERVATION III
(Service de M. BAZY.)

*Infection vésicale chez un prostatique calculeux. Désinfection
de la vessie par la sonde à demeure. Lithotritie. Guérison.*

D..., Anatole, journalier, 60 ans, Salle Robert, du 21 mars
1900 au 25 juin.

Ce malade, porteur d'une prostate très hypertrophiée, a depuis un an des mictions difficiles, douloureuses, avec envies fréquentes. Ces temps derniers, le ténesme vésical augmente, les
urines, déjà troubles, laissent déposer du pus en abondance ;
enfin la nuit le malade urine sous lui sans s'en apercevoir.

Obs. 3

T.
Mars.
Avril.
Mai.
Juin.
Juin.
22 23 24 25 26 27 28
9 10 11 12 13 14 15 16 17
19 20 21 22 23 24 25 26 27 28 29 30 31 1
13 14 15 16 17 18 19 20
42°
41°
40°
39°
38°
37°
36°
35°
Sonde à demeure.
Courbe oscillant entre 36°5 et 37°3
jusqu'à l'ablation de la sonde.
Sonde retirée.
Sonde à demeure.
Courbe normale, ensuite
sonde retirée le 3 Mai.
Courbe normale néanmoins
jusqu'au 19 Mai.
Grand frisson.
Sonde à demeure.
Sonde retirée.
Courbe normale jusqu'au 13 Juin.
Lithotritie _ Sonde à demeure.
La sonde est retirée le 24 Juin
et le malade sort le 26.

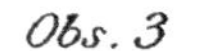

Fig. 2.

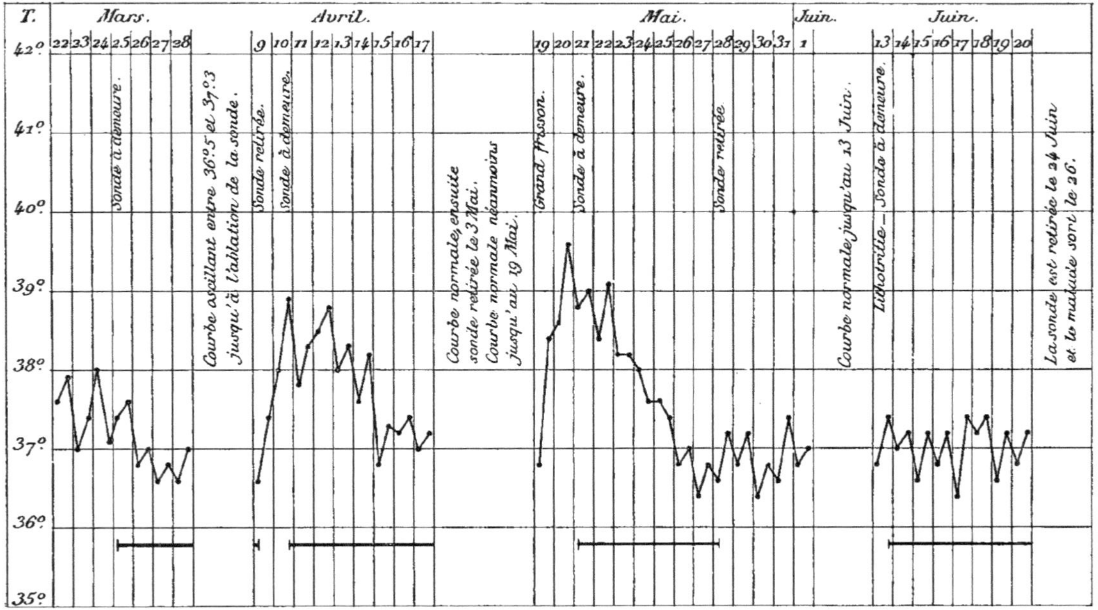

A son entrée, l'état général est néanmoins satisfaisant ; quelques frissons le soir.

Pour désinfecter sa vessie, on lui met une sonde à demeure ; il la garde une quinzaine ; pendant ce temps, on lui lave sa vessie tous les jours. L'urine devient moins purulente.

Le 9 avril on enlève la sonde ; le lendemain la T. s'élève progressivement et atteint le soir 39°, avec frisson, céphalée. On lui remet aussitôt la sonde, qui en 4 jours jugule l'infection.

Le 3 mai ablation de la sonde. Pas d'incidents.

Le malade se lève et éprouve de nouveaux phénomènes douloureux. On lui fait alors l'exploration métallique et on constate la présence d'un calcul vésical.

Peu de jours après l'exploration, nouvelle crise d'infection générale. Grands frissons. T. à 39°,8. Le 20 mai, sonde à demeure. Le 24, la T. est tombée et l'état général excellent. La sonde est laissée jusqu'au 28. On continue ensuite à faire tous les jours de grands lavages boriqués.

Le 13 juin, M. Bazy fait la lithotritie sous chloroforme et broie un volumineux calcul phosphatique. En présence des phénomènes infectieux antérieurs, il laisse jusqu'au 24 juin une sonde à demeure. Aucun incident. Le malade sort le 26. Il est revu peu après. L'urine présente toujours un léger trouble et les mictions sont encore un peu fréquentes ; mais il n'a plus d'incontinence, plus de douleurs et plus de fièvre.

L'observation IV est le complément de la précédente. On fait chez un malade à grosse prostate la lithotritie. Comme il ne paraît pas infecté on le draine seulement 24 heures. Un agent infectieux de cause inconnue trouve une vessie qui vient d'être traumatisée et qui très vraisemblablement se vide mal, aussitôt petite poussée infectieuse aiguë que le drainage supprime rapidement.

Observation IV

(Personnelle. Service de M. Bazy.)

*Infection vésicale légère à la suite d'une lithotritie. Sonde
à demeure. Guérison.*

M. G..., forgeron, 53 ans. Salle Robert, du 26 août au 5 septembre 1901.

Ce malade entre pour un calcul vésical dont il souffre depuis quelques mois. En dehors des troubles dus à son affection (douleurs, hématuries, pollakiurie), il ne présente pas de phénomènes spéciaux malgré la présence d'une prostate très volumineuse.

M. Chevalier pratique la lithotritie le 28 août et broie un calcul urique de moyen volume. A la suite les urines deviennent troubles et le malade présente une légère élévation thermique sans altération aucune de l'état général.

La sonde à demeure a facilement raison de cette légère infection vésicale, ainsi que le montre la courbe ci-jointe. Le malade sort en parfait état le 5 septembre.

On voit en particulier dans cette observation que la sonde avait été enlevée trop tôt, à la première chute de température, et que ce n'est que lorsqu'on la remit trois jours de suite que l'infection céda.

Obs. 4

Fig. 3.

Observation V

(Service de M. Bazy.)

Prostatique rétentionniste ; infection vésicale. Sonde à demeure.
Amélioration.

J..., Antoine, 80 ans, ébéniste. Salle Robert, du 14 avril 1900 au 30 mai 1901.

Prostatique ayant de la difficulté de la miction et des crises de rétention passagère depuis plusieurs années. Rétention incomplète depuis février dernier l'obligeant à se sonder plusieurs fois par jour.

Le cathétérisme devenant difficile, les douleurs augmentant, il entre à l'hôpital.

Mauvais état général, abattement, langue sale, perte d'appétit ; pas de fièvre cependant. Urines purulentes contenant un peu de sang.

Dès son entrée on lui met une sonde à demeure.

Au début, effet nul. Ce n'est que 15 jours après que le sang disparaît des urines et que ces dernières deviennent moins troubles.

La sonde à demeure est enlevée vers le 20 mai. Il sort le 30, très amélioré. Il urine seul facilement. Son urine est presque claire. Sa vessie cependant se vide mal et contient environ 200 grammes après chaque miction.

Ce malade continue à se sonder régulièrement une fois par jour et vient de temps en temps se faire faire des lavages vésicaux.

Je ne veux pas insister plus sur les résultats de la sonde à demeure chez les prostatiques au moment des poussées d'infection aiguë. On en verra encore dans un instant une courbe très instructive.

C. *Drainage palliatif par la sonde à demeure.* — A côté des prostatiques qui en dehors des poussées congestives ou infectieuses urinent tant bien que mal, mais en somme suffisamment : à côté de ceux qui ont la miction difficile ou impossible et doivent recourir au cathétérisme intermittent ou régulier : il en est d'autres qui sont justiciables de la sonde à demeure presque permanente. Ces malades peuvent être rangés dans plusieurs groupes.

Les uns ont une prostate tellement déformée et hypertrophiée que dès que la sonde à demeure a été enlevée depuis quelques jours l'urètre est difficilement perméable et que le malade ne peut plus pratiquer, lui-même le cathétérisme. Ce sont des cas où chez des individus relativement jeunes et vigoureux, on est je crois autorisé à tenter la prostatectomie par voie périnéale.

Chez d'autres le cathétérisme est possible et même facile, mais la vessie est sclérosée et malgré des périodes prolongées de port de sonde à demeure, cette vessie ne se vide pas et oblige à l'auto-cathétérisme régulier. Or soit par maladresse extrême, soit par infirmité (un de nos malades avait perdu en partie la vue), il est impossible sans leur faire courir des dangers constants d'infection aiguë de leur confier le cathétérisme régulier.

Ce sont ces malades à qui M. Poncet fait des cystostomies palliatives et définitives. J'aurai l'occasion de discuter cette opinion : et de demander s'il ne vaut pas mieux imposer à ces malades définitivement infirmes, l'ennui moindre du port de la sonde à demeure que la dure infirmité du méat hypogastrique. Pour le moment, je vais me borner à transcrire deux observations extrêmement concluantes.

Observation VI

(Personnelle. Service de M. Bazy.)

*Hypertrophie de la prostate. Obligation du port prolongé de la
sonde à demeure. Déambulation. Excellents résultats.*

Pierre D..., 73 ans, sans profession. Entré salle Robert le 5
mai 1901.

Atteint d'une volumineuse hypertrophie de la prostate portant également sur les deux lobes, ce malade, très sénile, presque
infirme, à demi aveugle, a vu depuis quelques années les troubles
de la miction augmenter. Ces derniers temps, crises de rétention.

Il entre n'ayant pas uriné depuis la veille. On lui passe facilement une sonde béquille, on vide lentement sa vessie et on pres-
crit le cathétérisme régulier matin et soir avec lavages.

La vessie est infectée, les urines sont troubles et fétides, la
langue est sèche ; frissons, sueurs et un peu de congestion aux
deux bases. Aussi, lorsque quelques jours après son entrée, on
voit la température s'élever progressivement en même temps
que les signes d'infection urinaire s'accentuent, on porte le plus
mauvais pronostic.

Le 14 mai, sonde à demeure. En 3 jours, la courbe s'abaisse,
l'état général se détend puis s'améliore ; la langue devient humide,
l'appétit renaît.

Après dix jours d'apyrexie on essaie de retirer la sonde et de
revenir aux cathétérismes réguliers. Le lendemain, nouveaux
signes d'infection : T. 39° et nouveaux signes de congestion pulmonaire. La sonde à demeure est remise aussitôt et, comme on
peut le voir sur le tracé thermique ci-joint, nouvelle période de
calme. Néanmoins l'état général s'est aggravé, la congestion pulmonaire ne disparaît que lentement !

La sonde est laissée à demeure deux mois, du 29 mai au 23
juillet. Durant ce temps, amélioration lente, urines toujours très

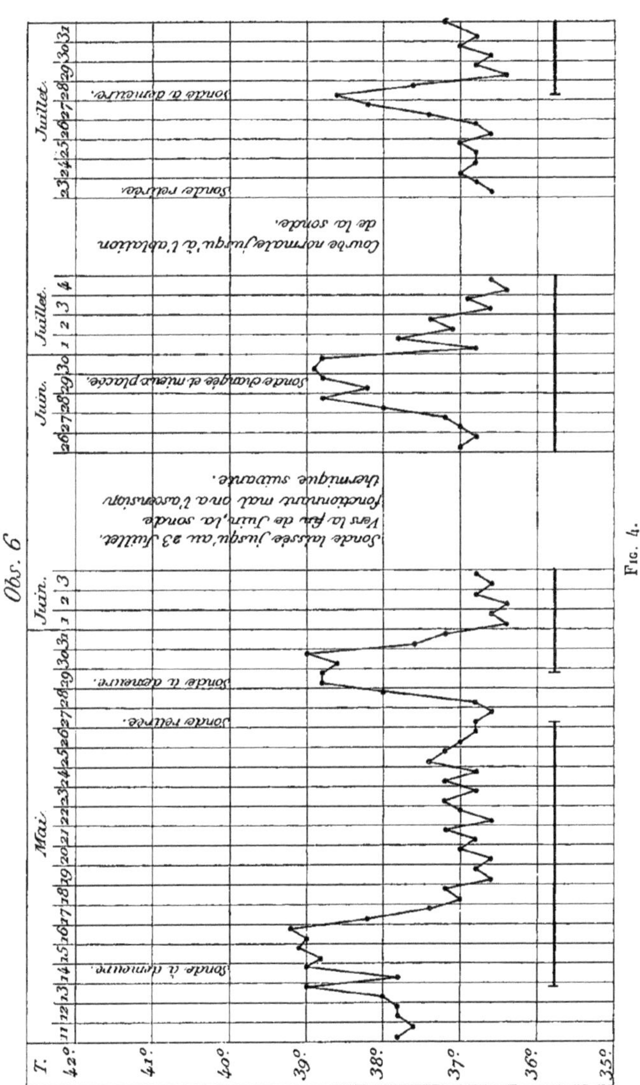

Obs. 6
T.
42° 41° 40° 39° 38° 37° 36° 35°
Mai
11 12 13 14 15 16 17 18 19 20 21 22 23 24 25 26 27 28 29 30 31
Juin.
1 2 3
Juin.
26 27 28 29 30 31
Juillet.
1 2 3 4
Juin.
26 27 28 29 30
Juillet.
23 24 25 26 27 28 29 30 31
Sonde à demeure.
Sonde retirée.
Sonde à demeure.
Sonde laissée jusqu'au 23 Juillet.
Vers la fin de Juin, la sonde
fonctionnant mal on a l'ascension
thermique suivante.
Sonde changée et mieux placée.
Courbe normale jusqu'à l'ablation
de la sonde.
Sonde retirée.
Sonde à demeure.
Fig. 4.

sales. A un moment, la sonde fonctionne mal, aussi nouvelle
poussée fébrile ; la sonde changée. mieux placée, tout disparaît.

Le 23 juillet on essaie de supprimer la sonde. Comme il ne
peut toujours uriner seul, qu'il souffre et qu'il faudrait la nuit
comme le jour le cathétériser plusieurs fois, comme les signes de
l'infection réapparaissent, que la température est à 38°,5, on
remet la sonde. Le lendemain la température est à 39°.

Depuis on a dû continuer le port de la sonde à demeure. Ce
malade est trop vieux, trop infirme pour qu'il puisse se sonder
seul ; d'autre part on ne peut le sonder plusieurs fois jour et nuit.
Pendant quelques mois, jusqu'en novembre, il garde une sonde
béquille n° 18, fixée par l'attelage classique et il la supporte fort
bien. On la lui change deux fois par semaine. On le fait lever
matin et soir et promener dans la salle et descendre au jardin.

Dans son lit il garde sa sonde ouverte ; debout il la ferme par
un fausset. Il vide sa vessie toutes les deux heures.

En novembre, on a remplacé la sonde en gomme par une
sonde de Nélaton, plus facile à supporter et on la lui maintient
fixée à l'aide du nouveau modèle de muselière d'Escat.

Le résultat à l'heure actuelle est excellent. Le port permanent de la sonde a supprimé toute infection générale et diminué
considérablement l'infection vésicale. Il se promène aisément
dans l'hôpital ; a engraissé, présente une mine florissante et de
toutes ses infirmités c'est peut-être sa vessie qui le gêne le moins.

Je viens tout dernièrement, étant donnée l'excellence de son
état général, d'enlever la sonde et de le faire se cathétériser lui-
même avec toutes les précautions possibles. Cela a bien marché
huit jours, mais une légère poussée aiguë est survenue, la sonde
de Nélaton passe malaisément et il se plaint vivement du retrait
de sa sonde. Aussi sommes-nous obligés de le mettre au repos et
de pratiquer nous-mêmes les cathétérismes pendant quelques
jours. La poussée aiguë s'atténue et actuellement, quarante jours
après l'ablation de sa sonde (enlevée le 1er décembre), cet homme
est en parfait état. Il se sonde lui-même et assez maladroitement
du reste trois ou quatre fois par jour ; il garde des urines troubles

mais n'a pas de fièvre, son état général est excellent. Il ne regrette qu'une chose, c'est la sonde à demeure qui lui évitait l'ennui et la douleur du cathétérisme et chaque semaine il nous la réclame.

Je ne m'attarderai pas sur les résultats merveilleux et toujours identiques du drainage dans les petites poussées aiguës qui venaient aggraver l'infection chronique chez ce malade. Je signalerai seulement, parce que plus tard j'aurai à y revenir, l'élévation de la courbe thermique survenant en juin, à l'occasion du mauvais fonctionnement de la sonde qui s'était déplacée.

Ce qui est surtout intéressant, c'est la nécessité du drainage prolongé pendant sept mois consécutifs. Non seulement le malade a bien supporté la sonde à demeure pendant tout ce temps, mais le drainage a été parfait puisque les poussées aiguës ont cédé et ne se sont plus reproduites, mais même l'infection chronique s'est atténuée dans des proportions notables. Le drainage prolongé peut donc, comme MM. Bazy et Escat l'ont déjà dit, être obtenu par les voies naturelles et n'exige pas la cystostomie. En ne pratiquant pas cette dernière intervention, nous avons obtenu de bons résultats, du jour où nous avons supprimé le drainage, l'infirmité inhérente a disparu, et il n'en aurait pas été aussi rapidement de même si on lui avait ouvert la vessie.

De plus, cet homme, et c'est la grande majorité chez les vieux prostatiques, est un infirme, si on le remettait dans son milieu, il lui serait impossible de se cathétériser convenablement, et il serait plus prudent de lui mettre sa sonde à demeure : avec quelques soins de l'entourage, quelques visites chez son médecin cela serait suffisant. Dans le service, nous pouvons lui supprimer le drainage parce que nous le surveillons, et nous constatons ainsi l'amélioration énorme obtenue ; mais au point de vue pronostic nous ne nous illusionnons pas et nous savons que cet homme est définitivement voué au port de la sonde à demeure, mais qu'en le surveillant nous pourrons à diverses reprises lui supprimer le drainage pendant des périodes parfois assez longues.

Voici du reste une autre observation non moins concluante. Il s'agit là d'un prostatique encore jeune que je suis également depuis huit mois, et qui, depuis ce temps, sorti de l'hôpital, vaquant à ses occupations porte une soude molle à demeure et s'en déclare fort satisfait. C'est un homme intelligent qui se soigne fort bien lui-même, qui s'est longtemps cathétérisé et qui préfère son état actuel, exempt de soucis et de douleurs, malgré la petite infirmité que lui crée la présence de la sonde, à celui des années de cathétérisme.

OBSERVATION VII
(Personnelle. — Service de M. BAZY.)

Hypertrophie prostatique. Infection. Port permanent de la sonde à demeure. Déambulation. Excellents résultats.

S. J..., 58 ans, lapidaire. Salle Robert, de fin 1900 à mai 1901.

Ce malade présentant de l'intoxication saturnine professionnelle est atteint d'hypertrophie prostatique depuis 4 ans. Dès le début, une crise de rétention avec infection urinaire générale le fait entrer à Necker, dans le service de M. le Pr Guyon. On lui met une sonde à demeure qu'il garde 22 jours. Il sort guéri de son infection, mais la miction spontanée est très difficile, et il est obligé de se sonder.

Pendant deux ans il se sonde régulièrement 3 fois par jour.

L'infection reparaît à plusieurs reprises, légère du reste, et il retourne régulièrement à Necker se faire laver la vessie.

Puis l'infection augmente, il maigrit, présente des troubles digestifs ; les poussées fébriles se rapprochent en même temps que les difficultés du cathétérisme augmentent. Il entre à Beaujon une première fois dans le service de M. Bazy. Avec la sonde à demeure et les lavages, on lui désinfecte sa vessie. Il repart, mais rentre en décembre 1900, toujours infecté et toujours obligé de se cathétériser.

Il reste jusqu'en mai 1901. A diverses reprises on lui met la sonde à demeure et on arrive à désinfecter à peu près sa vessie , mais dès qu'on l'enlève, il est de nouveau obligé de se sonder, et l'infection reparaît. On essaye alors le port permanent d'une sonde de caoutchouc rouge, avec déambulation. Cet essai est couronné de succès ; le malade supporte parfaitement la sonde, marche sans difficultés, et sort enchanté.

Je l'ai depuis revu environ tous les mois. Actuellement sa santé est excellente. Il a engraissé et a une mine splendide. Il continue à porter régulièrement une sonde de Nélaton. Elle est bouchée par un fausset qu'il enlève environ toutes les deux heures. Chaque semaine il retire sa sonde, la fait bouillir, la replace lui-même et la maintient avec quatre brins de coton fixés sur la verge par un anneau de diachylon. Il se trouve relativement heureux, et lorsqu'on lui parle d'essayer à nouveau les cathétérismes quotidiens, il refuse, déclarant que depuis quatre ans, il n'a jamais encore été aussi tranquille.

L'urine est trouble, mais il n'a pas de fièvre, enfin sa prostate, fort volumineuse il y a quelques mois, a diminué d'un tiers de son volume environ.

Je reviendrai dans le chapitre suivant sur ces observations lorsque j'examinerai les divers griefs imputés à la sonde à demeure, en particulier celui de ne pas permettre un drainage prolongé.

Enfin, il est un dernier groupe de prostatiques chez qui la sonde à demeure mise à titre purement palliatif est utile. Je veux parler de ces malades dont tout l'arbre urinaire est gravement et depuis longtemps infecté, qui présentent des lésions de pyélite et de pyélonéphrite avancées et dont l'état général est irrémédiablement atteint. Chez eux, quel que soit le mode de drainage employé, le résultat final sera le même. S'il n'est plus possible de lutter contre l'infection, il faut tout au moins les soulager et les maintenir momentanément en permettant l'évacuation des produits septiques et toxiques qui encombrent leur vessie. Là on ne discute point le mode de drainage : la sonde à demeure est employée par tous et là encore elle abaisse la courbe thermique et donne des améliorations passagères.

OBSERVATION VIII

(Personnelle. — Service de M. BAZY.)

Tuberculose urinaire (cystite, pyélonéphrite, urétérite). Infection vésicale secondaire. Poussée aiguë atténuée par la sonde à demeure.

F. G..., 5o ans, menuisier, salle Robert, du 9 sept. 1901 à fin décembre.

J'extrais de l'observation de ce malade un simple épisode aigu, avec infection vésicale intense et phénomènes généraux graves. La vue de sa courbe thermique montre l'effet de la sonde à demeure.

Je dois ajouter que malgré la sonde à demeure de nouveaux

phénomènes d'infection aiguë réapparurent quelque temps après.

On laissa la sonde jusqu'à sa mort ; elle permit l'évacuation constante du pus qu'il produisait en quantité. Ce malade atteint de tuberculose pulmonaire avait un rein totalement détruit ; et à l'autopsie on constata en outre que la vessie était parsemée de granulations probablement tuberculeuses, mais dont l'examen anatomo-pathologique n'a pas encore été pratiqué.

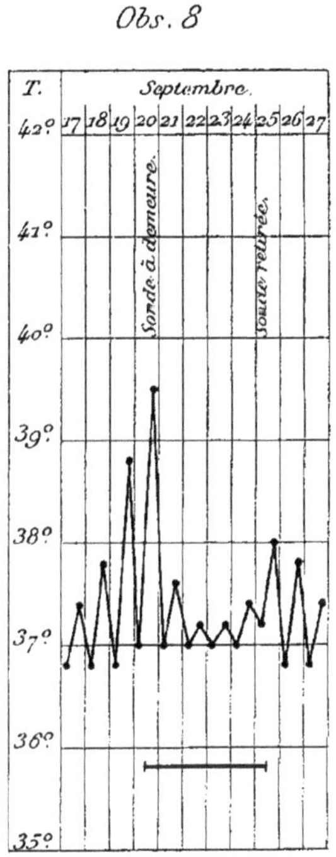

Je termine là l'étude du drainage chez les prostatiques : nous avons vu et ses indications et ses résultats : et je l'ai fait assez complètement parce qu'ils représentent le type clinique le plus fréquent et le plus varié du rétentionniste et de l'infecté.

Fig. 5.

2. *La sonde à demeure dans d'autres infections vésicales (chez des individus ni prostatiques, ni rétrécis).*

Cette division peut sembler arbitraire, et elle l'est en effet, mais elle répond à une classification pratique. Cette

catégorie comprend du reste des variétés fort différentes.

A. *Sonde à demeure chez les calculeux infectés.* — Elle
permet et rend la lithotritie inoffensive même dans des
vessies très infectées. Lorsque l'urine est franchement purulente, lorsque l'état général est mauvais il est de la pru-
dence la plus élémentaire de désinfecter la vessie avant de
lui faire subir le traumatisme d'une lithotritie. On se
trouve parfois en pleine poussée aiguë d'infection, avec
température élevée ; l'observation suivante en est un beau
type ; on met la sonde à demeure : l'infection s'apaise et
on peut pratiquer la lithotritie. Mais ce malade était profondément infecté, et malgré la sonde à demeure laissée
après l'intervention, il a refait une nouvelle poussée que
la prolongation du drainage et les lavages vésicaux ont
apaisée.

OBSERVATION IX

(Service de M. BAZY.)

*Cystite. Calculs vésicaux. La sonde à demeure calme l'infection
et permet la lithotritie. Nouvelle poussée infectieuse. Sonde
à demeure et lavages. Guérison.*

F..., voyageur de commerce, 5o ans. Salle Robert, du 8 janvier au 15 février 1900.

Ce malade raconte qu'il a eu, il y a six mois, une cystite à la
suite d'une blennorrhagie et qu'il a présenté des quantités consi-
rables de pus dans son urine à ce moment. Des lavages au per-
manganate l'ont amélioré.

Depuis quelque temps il a des douleurs vésicales fréquentes,
des hématuries légères et de l'incontinence. Ses urines sont toujours troubles et présentent un dépôt abondant. C'est un malade

profondément infecté, maigri, facies terreux. M. Bazy l'explore
et constate la présence de plusieurs calculs vésicaux.

En présence de l'infection et de sa température élevée (au-
dessus de 39°) on lui met une grosse sonde béquille à demeure.

Obs. 9

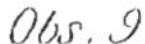

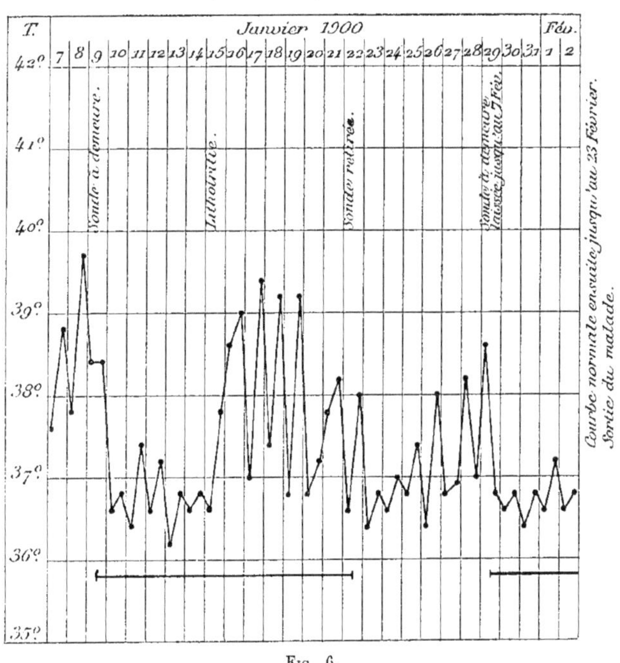

Fig. 6.

L'urine reste trouble, mais en deux jours la vessie étant bien
drainée, la température tombe à 37°.

Lithotritie le 15 janvier. M. Bazy broie sans aucun incident
plusieurs pierres phosphatiques et laisse la sonde à demeure.
Malgré cette précaution, sous l'influence du traumatisme opératoire une poussée aiguë d'infection se produit, caractérisée

principalement par des frissons et de la fièvre. La température
monte pendant 4 jours à 39°.

Amélioration rapide ; huit jours après la lithotritie l'urine est
moins trouble, l'état général est excellent ; aussi, malgré la persistance d'une fièvre légère, on lui retire la sonde ; mais on continue les lavages vésicaux.

Cinq jours après, le 29 janvier, nouvelle ascension thermique,
frisson, diarrhée. On remet la sonde à demeure et on la laisse
jusqu'au 7 février.

Aucun incident. Le malade sort le 23 février ne souffrant plus,
n'ayant plus d'incontinence et les urines presque claires.

M. Bazy a revu ce malade plusieurs mois après absolument
méconnaissable et n'ayant plus de troubles vésicaux.

Dans d'autres cas on met seulement la sonde à demeure
après la lithotritie, et on la retire au bout de 48 heures
s'il n'est rien survenu. Ce sont des cas à infection légère.

En voici une observation, où on a dû remettre à
demeure la sonde pour finir de désinfecter la vessie.

OBSERVATION X
(Service de M. BAZY.)

*Calculeux. Lithotritie. Infection légère. Sonde à demeure.
Guérison.*

F..., Adrien, 47 ans, employé du P.-L.-M. Salle Robert, du
28 novembre 1899 au 14 décembre.

Ce malade entre pour un calcul vésical. En mars 1898, en
pleine santé, il rend un jour, sans aucune douleur, un petit calcul
urique. Un mois après, courte crise de coliques néphrétiques qui
se renouvelle cette année en avril.

Depuis, à l'occasion de fatigues, il souffre, a des hématuries ;

il présente actuellement tous les signes d'un calcul vésical que l'exploration justifie. De plus, ces jours derniers, signes d'infection vésicale légère ; frissons, perte d'appétit, langue sèche, insomnie et enfin légère élévation thermique (38°,5 le soir de son entrée).

Obs. 10

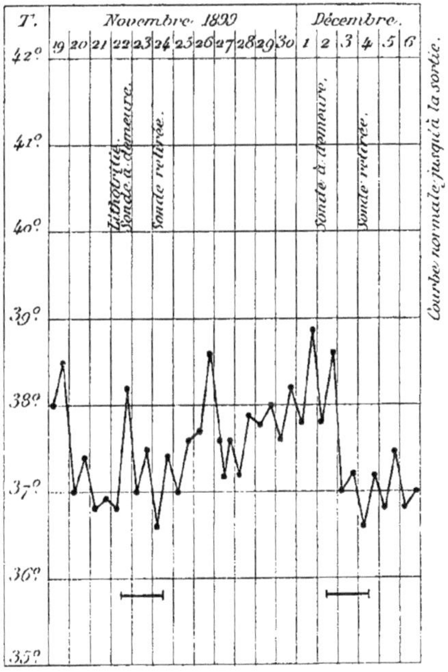

Fig. 7.

On le met au repos, au lait ; la température tombe. Quatre jours après, lithotritie sans incident. En raison de l'infection légère et du trouble de l'urine, M. Bazy lui laisse une sonde à demeure. Tout se passe bien et deux jours après on la retire.

Puis la température s'élève un peu, irrégulièrement du reste ; les frissons se rapprochent ; le tube digestif fonctionne mal ; aussi

lorsqu'un soir la température monte à 39° on lui remet une sonde
à demeure et on pratique des lavages biquotidiens.

En deux jours la courbe revient à la normale, les urines
s'éclaircissent et le 14 décembre le malade sort en bon état.

OBSERVATION XI

(Personnelle. — Service de M. BAZY.)

*Calcul vésical. — Lithotritie. — Infection vésicale à la suite
d'un cathétérisme septique. — Sonde à demeure. — Guérison.*

L. G..., garçon de magasin, 70 ans. Entré salle Robert le
7 décembre 1901.

Ce malade qui présente une prostate un peu hypertrophiée est
porteur d'un calcul urique que M. Bazy broie sans incident le
14 décembre.

On lui laisse une sonde à demeure pendant 36 heures. On la
retire, et pendant la nuit le malade se plaint de douleurs vésicales et de rétention.

Un veilleur nouveau prend sur lui de le sonder et doit le
faire malproprement, car, le lendemain dans la journée, le malade
est pris de frissons, sa température monte à 38°, cependant que
l'urine est franchement trouble.

Le lendemain, mauvais état général, urines rares et purulentes,
température 38°,8. Je lui mets alors une sonde à demeure ; le
soir même état, mais la température est à 38°,5 ; le lendemain
matin à 37°,5.

La sonde est laissée à demeure neuf jours. Les urines restent
très sales tout le temps, mais tous les phénomènes généraux disparaissent. Actuellement, on lave encore sa vessie tous les jours,
l'urine est moins trouble, toute réaction générale a disparu et
d'ici quelques jours le malade va rentrer chez lui.

Ces observations ne sont point rares, et toutes prouvent

l'innocuité de la lithotritie, même dans des vessies très infectées, lorsqu'on sait se servir utilement de la sonde à demeure, des lavages vésicaux et du régime général approprié : lait, boissons diurétiques abondantes, salol et urotropine. J'ai vu en particulier, en ville, M. Bazy opérer deux vieillards profondément infectés ; l'un avait environ 80 ans ; tous deux étaient sur pied quelques jours après la lithotritie et tous deux vont fort bien actuellement.

Une autre observation fort intéressante, et dans le même ordre d'idée est la suivante.

OBSERVATION XII
(Service de M. BAZY.)

Jeune homme porteur d'un volumineux calcul vésical. — Très infecté. — Nécessité de désinfecter la vessie par la sonde à demeure et les lavages.— Taille hypogastrique et fermeture immédiate de la vessie. — Guérison.

P... Auguste, 16 ans, domestique. Salle Robert, du 24 mars 1900 au 17 avril.

Ce malade, envoyé de province pour un calcul vésical, arrive profondément infecté. Ses urines, troubles depuis longtemps, contiennent du pus en abondance. Il y a de la fièvre (39°), la langue sèche, l'haleine fétide, le facies terreux.

Six jours de sonde à demeure et de lavages quotidiens suffisent à améliorer l'état général, supprimer la fièvre et nettoyer la vessie. Aussi, dix jours après son entrée, M. Bazy pratique la taille hypogastrique et retire un gros calcul pesant 58 grammes et formé d'acide urique, d'oxalate et phosphate de chaux. La vessie est complètement refermée, une sonde urétrale est mise à demeure et un drain est laissé dans la cavité de Retzius.

Suites bénignes. — Cependant, trois jours après, la sonde à demeure se trouve bouchée par un dépôt phosphatique et un peu d'urine sort par le drain hypogastrique. La sonde est changée et

Obs. 12

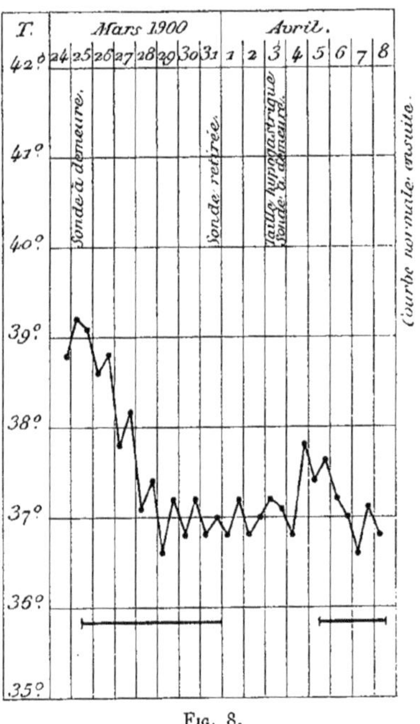

Fig. 8.

bien surveillée, aucun accident ne survient et, 24 jours après l'intervention, le malade sort guéri, ayant seulement encore un léger trouble dans ses urines.

On voit que la vessie avait été suffisamment désinfectée pour qu'on ait pu la refermer immédiatement, lui évitant ainsi les ennuis d'une fistule hypogastrique plus ou moins tenace.

B. *Sonde à demeure dans d'autres cas d'infection vésicale.* — Je me borne là à transcrire deux observations,
intéressantes surtout par leur courbe thermique et les résultats obtenus.

OBSERVATION XIII

(Service de M. BAZY.)

*Rétention chez un paraplégique. — Infection aiguë. — Sonde à
demeure. — Guérison de l'infection.*

S... Narcisse, 37 ans, maître d'hôtel.

Ce malade entre fin juin 1900, dans le service de M. Bazy,
venant d un service de médecine
de Beaujon où il est soigné
depuis plusieurs mois pour une
paraplégie d'origine spécifique.

Depuis le mois de janvier,
la rétention oblige à le sonder
régulièrement deux fois par
jour. Jusqu'au début de juin,
ses urines sont restées claires,
depuis elles se sont troublées,
présentant un dépôt abondant
et il a eu plusieurs poussées fébriles.

On l'envoie dans le service
pour qu'on atténue ces phénomènes d'infection.

On lui fait d'abord des lavages vésicaux biquotidiens à
l'eau boriquée, puis en présence
de l'élévation thermique et de
l'apparition des signes généraux
de l'infection urinaire, on lui
met la sonde à demeure. La

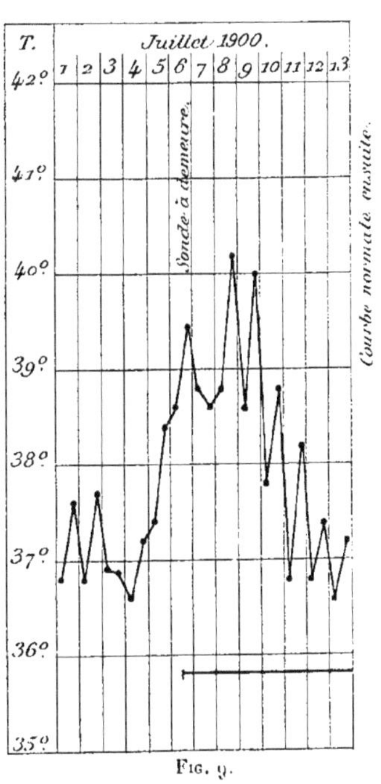

FIG. 9.

température qui avait atteint 39°,5, tombe progressivement après deux ou trois grandes oscillations et au bout de six jours, arrive à la normale où elle se maintient.

La sonde est laissée 15 jours, puis retirée, et on reprend le cathétérisme régulier. Le malade reste jusqu'à la fin de juillet dans le service ; ses urines ne présentent plus qu'un trouble léger. On le renvoie alors dans son service d'origine. Il n'a plus été suivi à partir de ce moment.

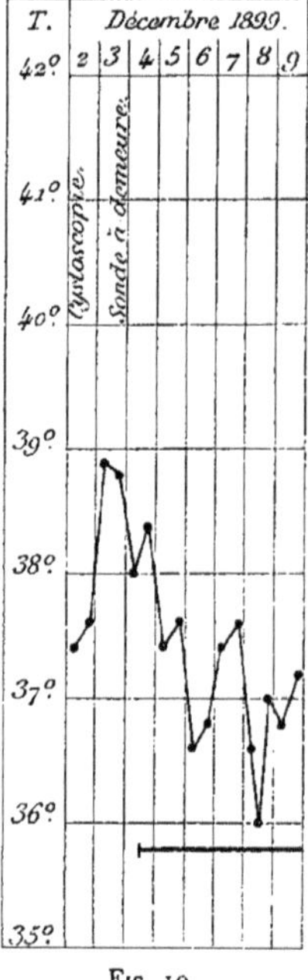

Fig. 10.

OBSERVATION XIV
(Service de M. BAZY.)

Infection vésicale légère à la suite d'une exploration. — Sonde à demeure. — Guérison.

H... Nicolas, 52 ans, menuisier. Salle Robert. — Décembre 1899.

Cette observation n'offre que l'intérêt de la courbe ci-jointe.

Il s'agit d'un malade atteint d'une tumeur épithéliale de la vessie, tumeur inopérable. A la suite d'un examen cystoscopique, il présenta de la fièvre et des signes d'infection générale légère. En quatre jours, la sonde à demeure fit tomber ces phénomènes infectieux.

La sonde est laissée en place 12 jours, puis enlevée sans incidents ultérieurs.

3. *La sonde à demeure dans les infections vésicales chez les rétrécis.*

J'en arrive maintenant à cette classe intéressante d'infectés, qui comme tous les autres bénéficient du drainage ; mais chez qui le drainage par les voies naturelles est difficile, souvent impossible.

La ligne de conduite générale à adopter est la suivante : en présence d'un rétréci présentant des signes d'infection vésicale légère on pourra très bien tenter la dilatation rapide. Le canal amolli par le port d'une bougie à demeure pendant 24 ou 48 heures est dilaté en quelques séances par le passage de bougies olivaires ou de Béniqué. En général, dès qu'on peut faire pénétrer des sondes de moyen calibre et pratiquer des lavages vésicaux, l'infection s'atténue, d'autant que l'obstacle urétral disparaissant progressivement, la vessie se vide plus aisément. Parfois, surtout lorsque le rétrécissement est ancien, la vessie s'est distendue et sclérosée et même lorsque l'urètre est libre elle ne se vide pas ou se vide mal. Dans ce cas on obtiendra d'excellents résultats par le port de la sonde à demeure.

On met d'abord une sonde olivaire en gomme, de petit calibre, dont on surveille le bon fonctionnement, et rapidement, sous l'action amollissante de la sonde à demeure, on peut passer un numéro ordinaire.

C'est la méthode qui a été suivie dans l'observation ci-après.

OBSERVATION XV

(Service de M. BAZY. Due à l'obligeance de mon collègue et ami MOUCHOTTE,
interne du service.)

*Infection urinaire chez un rétréci à vessie distendue. Dilatation.
Sonde à demeure. Guérison.*

N. M..., 45 ans, matelassier. Salle Robert, du 10 septembre
1901 à fin octobre.

Ce malade a un passé urétral chargé. Il a eu, de 18 à 40 ans,
quatre blennorhagies qu'il a fort mal traitées et qu'il a laissé
s'éterniser. La dernière, survenue il y a 5 ans, a été rapidement
suivie de phénomènes de rétrécissement.

En 1896, à Turin, on lui pratique l'urétrotomie interne, mais
on ne fait pas suivre cette intervention de séances de dilatation.
Aussi, deux ans après, nécessité d'une nouvelle urétrotomie interne, toujours sans dilatation consécutive. Peu après, en 1898,
il vient en France et, comme son urètre fonctionne toujours mal,
il va à Saint-Antoine, où on commence à le dilater, puis en ville,
où on lui fait de l'électrolyse. Malgré toute cette thérapeutique,
le canal se rétrécit de nouveau, n'admet plus que des bougies
fines ; aussi il s'en va à Necker, où pendant l'année 1899, à trois
reprises, on le dilate avec des Beniqué.

Cette année, les troubles reparaissent, la miction devient de
plus en plus malaisée ; il vient consulter à Beaujon. Il urine fréquemment, toutes les demi-heures, la vessie est un peu distendue
et ses urines sont troubles. A l'exploration on trouve dans la
région bulbaire un rétrécissement qui admet seulement un explorateur à boule n° 6.

On le prend alors dans le service, autant pour lui faire de la
dilatation régulière que pour surveiller l'infection vésicale. Il est
amaigri, n'a pas d'appétit, a la langue sale, des frissons le soir,
des sueurs.

Le 19 septembre on commence la dilatation avec les bougies

10 et 11. On arrive le 13 septembre au n° 15 et le 14 on lui passe
les Beniqué 36 à 40. Le malade urine alors facilement, mais,
chose qui n'a rien d'étonnant avec ses antécédents urétraux,
sa vessie est distendue et ne se vide pas, gardant environ 250

Obs. 15

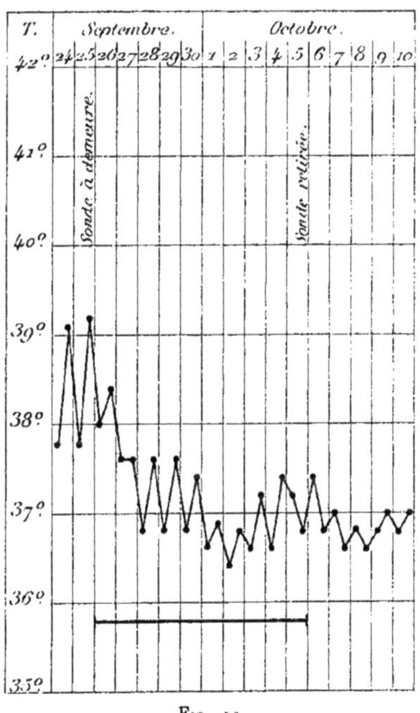

Fig. 11.

grammes après la miction. Le 16 septembre, après passage des
Beniqué 40 à 44, grand frisson le soir (T. 39°,4). En même
temps, céphalée, vomissements.

On cesse alors la dilatation et on pratique tous les jours un
lavage vésical en alternant le lavage boriqué avec le lavage au
nitrate d'argent à 1 pour 1000. La température s'abaisse, mais

l'état général reste mauvais ; céphalée persistante. Urines troubles
et fétides.

Puis, le 24 septembre, nouveau frisson (T. 39°). Le lendemain,
l'état empire (39°,2). On lui met aussitôt une sonde olivaire en
gomme n° 16 à demeure. En 4 jours, la température tombé et les
frissons cessent, mais l'état général reste mauvais. Ci-joint, se
trouve du reste un fragment de sa courbe thermique qui montre
l'effet du drainage.

La sonde est laissée à demeure, 10 jours consécutifs, du 25 septembre soir au 5 octobre. Elle est changée deux fois durant ce
laps de temps et le n° 16 est remplacé par un 18 qui passe aisément. Le 5 octobre, l'état général est meilleur, l'urine s'éclaircit
et n'est plus fétide. La sonde est retirée.

A la suite, l'amélioration continue, l'apyrexie persiste, la
vessie se nettoie progressivement ; on continue du reste les lavages
quotidiens ; le résidu vésical post-mictionnel n'est plus que de
100 grammes au lieu de 250 au moment de son entrée.

Le malade sort fin octobre à peu près guéri. Sa vessie ne se
vide pas encore totalement, mais avec des séries de dilatation et
de lavages on arrivera à un résultat très acceptable si on ne peut
lui rendre son ancienne tonicité.

Lorsque la dilatation est très difficile, et c'est fréquent,
lorsqu'elle ne se maintient pas et que l'infection persiste,
il est indiqué de pratiquer l'urétrotomie interne qui permet de fixer à demeure une sonde, d'atténuer ou de supprimer l'infection ; et qui facilite la dilatation ultérieure.

Dans le cas d'infection aiguë chez un rétréci, on doit
pratiquer d'urgence l'urétrotomie interne, sans même
essayer la dilatation. Le résultat obtenu est semblable à
celui que donne l'ouverture d'un abcès suivie de drainage.
En voici une preuve :

Observation XVI
(Personnelle. Service de M. Bazy.)

*Rétréci infecté. Urétrotomie interne d'urgence et sonde à de-
meure. Guérison.*

R..., Jean, chiffonnier, 60 ans. Salle Robert, du 9 mai 1901
au 7 juillet.

Cet homme, qui a eu de nombreuses blennorrhagies antérieures, est atteint de rétrécissement de l'urètre. Depuis plusieurs
mois il a eu de courtes périodes de rétention ; actuellement la
miction est de plus en plus difficile, la vessie ne se vide pas, s'est
progressivement distendue et actuellement il urine par regorgement. Ce qui frappe chez lui, c'est principalement son état général ; individu très amaigri, pâle, langue rôtie, sueurs profuses
Au moment de son entrée, il n'a pas de fièvre, mais c'est, dé-
clare-t-il, un court intervalle de calme.

Urines troubles, fétides, rares, avec dépôt abondant. Rein
droit douloureux à la palpation, non augmenté de volume.

A l'exploration de l'urètre, je constate l'existence d'un rétrécissement dans la région bulbaire du canal, rétrécissement serré
admettant à frottement une bougie filiforme.

Trois jours après son entrée, le 12 mai, grand frisson (39°,4).
Injection sous-cutanée de 0gr,25 de quinine. Le lendemain, nouveau grand frisson (40°).

L'urétrotomie interne d'urgence est décidée ; M. Bazy me
charge de pratiquer cette opération, qui s'exécute sans incident
(urétrotome de Maisonneuve, lame 23, sonde à demeure à bout
coupé n° 16).

La température s'abaisse de suite, mais reste encore entre
38° et 39 ; il y a une détente des phénomènes généraux.

La sonde est enlevée trois jours après ; l'état général s'améliore et la courbe thermique s'abaisse ; cependant le malade a au
bras un abcès dû à une injection de quinine, abcès que j'incise
largement.

Le 25 mai, nouvelle poussée fébrile, la T. s'élève à 39°,8.
Nouvelle période de sonde à demeure qui en cinq jours ramène
le calme : on l'enlève. Les urines s'éclaircissent peu à peu sous
l'influence des lavages ; l'appétit est revenu. La miction est
facile, mais la vessie sclérosée et distendue n'a pas repris toute
sa tonicité et ne se vide pas complètement à la miction.

Aussi, le 10 juin, autre poussée fébrile, moins sérieuse que la
précédente, la T. ne dépasse pas 39°. La sonde à demeure en
quatre jours jugule cette poussée. Elle est laissée 12 jours, on la
change 4 fois durant cet intervalle. C'est une sonde béquille n° 16
qui passe facilement.

A partir de ce moment jusqu'au 7 juillet, date de sortie du
malade, aucun incident. Il sort urinant facilement et vidant à
peu près sa vessie. L'état général est satisfaisant. L'urine est
toujours trouble.

Cependant, le rein droit est toujours douloureux, l'épreuve
du bleu de méthylène a dénoté chez lui un retard marqué dans
l'excrétion ; aussi, en présence de ces signes, de la persistance du
trouble de l'urine et de la petite quantité qu'il en excrète, doit-on
faire toutes ses réserves sur l'état des reins et sur le pronostic
ultérieur.

(J'ai revu dans le service ce malade il y a peu de temps, les
reins fonctionnent mal et le rein droit est toujours douloureux.
Sa vessie, toujours légèrement infectée, fonctionne relativement
bien.)

Les résultats obtenus chez ces malades sont plus intéressants encore que chez les prostatiques. En effet, au lieu
de se trouver en présence de gens définitivement infirmes
et chez qui on ne peut faire qu'un traitement causal
palliatif, on a affaire souvent à des hommes jeunes en
pleine affection aiguë et qu'on peut guérir totalement à
peu de frais avec une urétrotomie interne, une période

```
Obs. 16
```

T.
Mai 1901
Juin.
Grand. flegon. tranquinte int. et sonde à demeure.
Sonde retirée.
Sonde à demeure.
Sonde retirée.
Sonde à demeure
Sonde retirée.
Courbe restant normale jusqu'au 7 Juillet, date de sortie du malade.

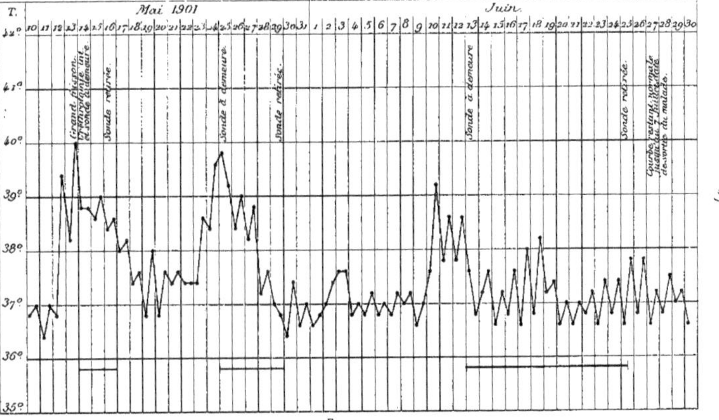

```
Fig. 12.
```

de drainage et de désinfection vésicale consécutive, et quelques séries de dilatations ultérieures.

Assez fréquemment l'obstacle urétral est double, derrière un rétrécissement se trouve une grosse prostate. Les deux affections se combinent et se complètent, donnant comme résultat la distension et l'infection vésicale. La ligne de conduite à tenir est la même, mais l'exécution en est souvent plus difficile. L'urétrotomie interne donne de bons résultats ; le rétrécissement une fois sectionné on pourra en général faire pénétrer une sonde béquille dans la vessie, et la fixer.

En voici une observation :

OBSERVATION XVII
(Service de M. BAZY.)

Prostatique et rétréci. Infection. Sonde à demeure. Amélioration.

F..., François, 57 ans, typographe.

Ce malade est resté plusieurs mois dans le service de M. Bazy. Il présentait, en même temps qu'une grosse prostate, des rétrécissements multiples dans la région périnéo-bulbaire. Il était entré à Beaujon présentant de la miction par regorgement et des symptômes d'infection.

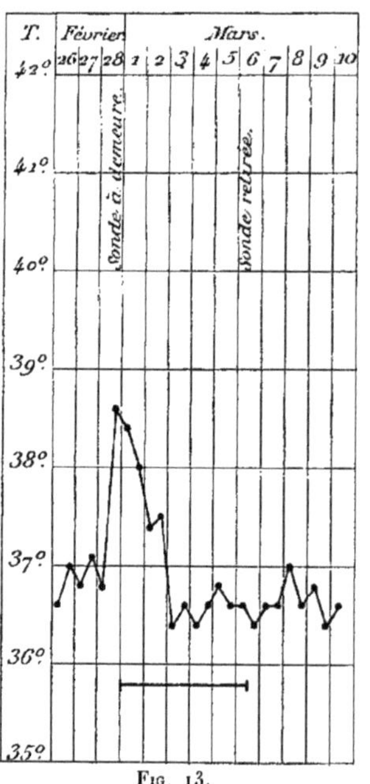

Obs. 17

Fig. 13.

M. Bazy lui fit une urétrotomie interne ; on mit ensuite plusieurs mois à désinfecter sa vessie soit par des séries de lavages au nitrate d'argent, soit par des périodes de sonde à demeure.

J'extrais de sa longue courbe thermique un des épisodes qui montre bien l'effet du drainage sur l'infection générale.

Observation XVIII
(Personnelle. Service de M. Bazy.)

Infection vésicale. Phlegmon péri-urétral. Sonde à demeure.
Guérison.

L. Ch..., 62 ans, employé d'octroi. Salle Robert, novembre 1901.

Ce malade entre pour une rétention aiguë.

Ancien blennorrhagique, très légèrement rétréci, avec une prostate un peu grosse, il urine difficilement depuis deux ans. Ces temps derniers les difficultés s'accentuent, l'urine se trouble ; il a un peu de fièvre, des frissons, de la perte d'appétit.

Comme la miction devient extrêmement pénible, son médecin essaie le cathétérisme mais n'y parvient pas et réussit seulement à le faire saigner.

Le lendemain matin le malade qui ne peut plus uriner entre à l'hôpital. Le périnée est douloureux, un peu tendu et il y a tout lieu de penser qu'à la faveur d'une des éraillures du cathétérisme de la veille une infection péri-urétrale s'est faite. On pratique le cathétérisme, une sonde béquille n° 16 passe sans trop de difficultés. On retire lentement 1 200 grammes d'urines puru-

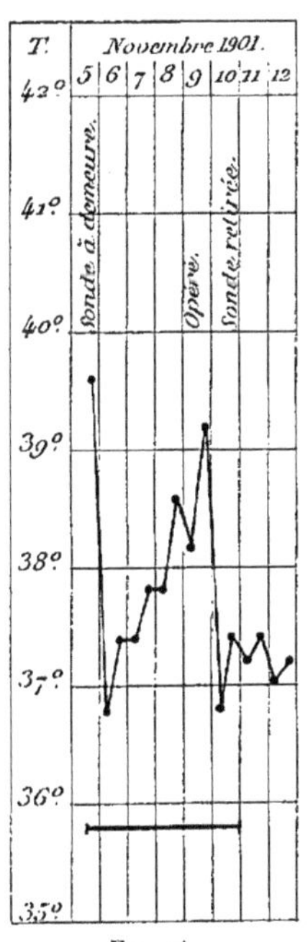

Fig. 14.

lentes et fétides. La sonde est laissée à demeure un peu pour éviter de nouvelles inoculations urétrales et surtout pour permettre la désinfection de la vessie.

Le lendemain, la température qui, la veille, était à 39°,8, tombe à 37°. Meilleur état général ; le périnée semble moins douloureux. Les jours suivants, sous l'influence de la sonde et des lavages boriqués, l'urine devient plus claire.

Cependant le périnée se tend ; un abcès péri-urétral limité se forme. La température monte parallèlement.

Je l'incise largement le 9 au matin. Suites normales, la température tombe le lendemain.

La vessie est suffisamment désinfectée pour que le 11 j'enlève la sonde à demeure. La miction est aisée. Le malade reste quelques jours encore, ne présentant rien de spécial : un petit abcès périnéal voisin de celui déjà incisé est à son tour ouvert. On continue les lavages vésicaux quotidiens et on panse son abcès.

Le pronostic chez les rétrécis infectés n'est pas bénin cependant : et si comme je le disais tout à l'heure on obtient des résultats parfaits et définitifs chez un homme même gravement infecté, mais ne présentant de la rétention et de la distension vésicale que depuis peu de temps, et dont par conséquent l'infection ne s'est pas encore généralisée, ou sans désordres profonds, à l'appareil urinaire supérieur, il n'en est pas de même lorsqu'on se trouve en présence de gens ayant négligé leur rétrécissement et le début de la distension, dont la vessie est irrémédiablement forcée, dont les uretères, les bassinets et les conduits urinifères sont dilatés, avec parenchyme rénal atrophié et aplati. D'autres fois il y a des lésions de pyélo-néphrite suppurée avancées. Dans ce cas le pronostic est grave. L'infection profonde de l'organisme, la per-

méabilité rénale retardée ou presque disparue constituent
les principaux éléments de ce pronostic. Voici deux
observations où, malgré l'emploi de la thérapeutique
habituelle, il y a eu une issue mortelle.

OBSERVATION XIX

(Service de M. BAZY.)

*Infection urinaire. Pyélonéphrite double. Atténuation de la
fièvre et des phénomènes généraux par le drainage.*

D..., Étienne, 60 ans. Salle Robert, en décembre 1899.

J'extrais de l'observation de
ce malade atteint primitivement
de rétrécissement de l'urètre
non soigné, puis d'infection urinaire généralisée et de pyélonéphrite double dont il est mort
au début de l'année 1900, un
fragment de sa courbe thermique.

Dès le début de son entrée
dans le service, la gravité de
son état général, l'épreuve né-
gative du bleu de méthylène
avaient fait porter un pronostic
fatal. On voit néanmoins que,
chez ce malade dont tout l'arbre
urinaire était profondément infecté et lésé, que le drainage
vésical par la sonde améliorait
l'état général en diminuant les
troubles d'infection générale.

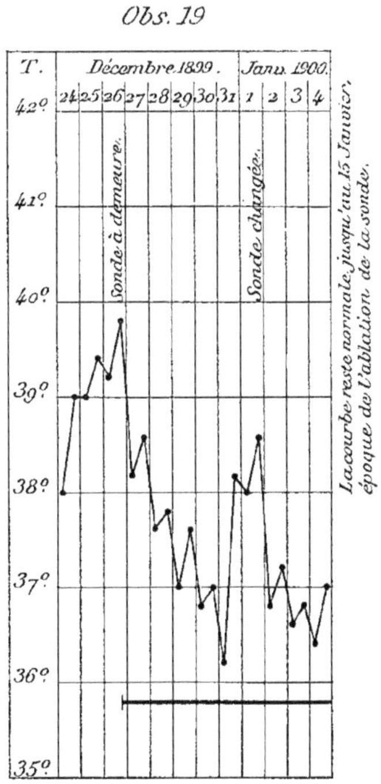

Dans l'observation sui-
vante les reins étaient intacts, mais l'infection vésicale

FIG. 15.

était trop ancienne, trop intense, pour que l'organisme usé d'un vieillard de 75 ans pût résister.

OBSERVATION XX

(Personnelle. Service de M. BAZY.)

Prostatique et rétréci très infecté. Urétrotomie interne d'urgence ; sonde à demeure. Mort.

L. P..., 75 ans, entré salle Robert, le 28 juillet 1901 ; mort le 30.

Ce malade nous arrive en pleine infection urinaire, avec phénomènes généraux très graves (T. 39°), langue sèche, rôtie. Il répond à peine aux questions qu'on lui pose.

On constate que sa vessie est distendue, et qu'il urine par regorgement. La prostate est volumineuse ; mais il a surtout un rétrécissement serré juxta-membraneux et il est impossible de faire pénétrer une bougie exploratrice de petit calibre dans la vessie. Signes de congestion pulmonaire aux deux bases. Pronostic très mauvais.

Sur l'avis de M. Bazy, j'introduis, non sans difficultés, une bougie armée et je pratique immédiatement l'urétrotomie interne. Je mets à demeure une sonde à bout coupé n° 16. La vessie est progressivement vidée dans l'après-midi et la sonde laissée ouverte. L'urine est très purulente et extrêmement fétide.

Malgré cette thérapeutique active, l'état général ne fit qu'empirer et le malade mourut deux jours après.

L'autopsie montra, en outre du rétrécissement et de l'hypertrophie de la prostate, des lésions de cystite ancienne et de péricystite. La vessie extrêmement épaissie présentait une muqueuse noirâtre, ulcérée, couverte d'une purée fétide. Les uretères et les reins ne présentaient pas de lésions suppuratives. Les reins étaient petits, scléreux avec substance corticale diminuée.

L'infection générale dont est mort le malade était donc d'origine vésicale exclusive.

Jusqu'à présent, j'ai supposé, dans la ligne de conduite à tenir chez les rétrécis infectés, que l'urètre était perméable, et qu'il était possible d'y passer soit de petites bougies dilatatrices, soit des béniqué sur conducteur, soit enfin la bougie armée de l'urétrotome. Il faut reconnaître que ce n'est pas toujours aisé cependant, et que parfois même c'est impossible.

Néanmoins avec de l'habitude et de la pratique on peut introduire dans les cas difficiles des bougies filiformes en se servant des artifices classiques : bougies collodionées ou à armature métallique filiforme de M. Bazy, et auxquelles on donne des formes variées. Une fois la bougie introduite, en 12 heures elle amollira suffisamment les parois urétrales pour permettre de faire pénétrer une bougie armée.

Lorsque, par aucun artifice on n'a pu passer, que faire ? S'il n'y a pas urgence extrême, si la rétention n'est pas complète, il faudra essayer le traitement médical : bains chauds, applications émollientes, lavements calmants à l'antipyrine et au laudanum qui peuvent amener une détente.

Si rien n'y fait, ou si la rétention complète oblige à soulager immédiatement le malade, on se trouve en présence de trois procédés qui ont chacun leurs indications et leurs avantages.

1° La ponction hypogastrique avec l'aiguille fine de l'appareil Potain se trouve encore, malgré les nombreuses critiques qui lui ont été faites, un procédé qui rend d'immenses services et qui quoiqu'on ait pu dire est le plus souvent inoffensif.

Une ou deux ponctions permettent la décongestion vésicale, et rendent l'urètre perméable. Il n'y a guère que dans le cas d'individus gravement infectés qu'on puisse avoir avantage à faire l'incision hypogastrique de la vessie ; chez eux on peut tenter une première ponction ; si on ne peut passer ensuite, comme il faut trancher au plus vite la situation et assurer le drainage, alors on peut cystostomiser.

Je sais qu'en écrivant ces lignes, je vais à l'encontre des idées d'une partie de l'école lyonnaise : j'aurai à y revenir du reste au chapitre suivant ; je dirai seulement ici que les maîtres que j'ai eus ne redoutaient point la ponction hypogastrique qu'ils considéraient du reste comme un pis-aller ; et que pour ma part, j'ai durant mon internat pratiqué certainement sept ou huit ponctions hypogastriques, sans aucun incident consécutif. J'ajouterai que dans le service de M. Bazy, où passent cependant de nombreux urinaires, je n'ai jamais vu encore pratiquer la ponction, bien qu'il ne la répudie pas, et que je n'ai jamais eu à l'employer. Cela tient à ce que, mieux outillé et plus expérimenté, je n'ai pas eu besoin de recourir à cet expédient.

Voici une observation où, si on avait essayé tous les procédés de cathétérisme et en dernier lieu la ponction capillaire, on n'aurait certainement pas infligé à un malheureux pendant huit mois l'infirmité d'un méat hypogastrique qu'on a pu fort difficilement fermer.

Observation XXI
(Personnelle. Service de M. Bazy.)

*Cystostomie pratiquée en ville pour rétention d'urine par rétré-
cissement prétendu infranchissable. Infection vésicale à la
suite. Impossibilité de fermer le méat hypogastrique malgré
les réclamations du malade. Désinfection de la vessie par la
sonde à demeure et les lavages. Ensuite, fermeture facile de
la fistule hypogastrique.*

R... Amédée, 47 ans, salle Robert, du 26 avril 1901 au 13 juin.

Ce malade, atteint d'un rétrécissement urétral blennorrhagique, s'est fait traiter par l'électrolyse il y a six ans. Malgré des
séances prolongées de dilatation consécutives il a depuis quelques
mois de nouveaux troubles de la miction. Le 1er novembre 1900
rétention aiguë complète. Un médecin appelé essaye en vain de
franchir le rétrécissement, puis fait mander un chirurgien qui,
sans nouvel essai de cathétérisme déclare qu'il est nécessaire « de
mettre la vessie à l'air » et pratique la cystostomie. Malgré la
désunion et l'infection de la plaie, tout va relativement bien, le
malade urine par son hypogastre. On s'occupe alors de rendre
au canal sa perméabilité; on y passe de fines bougies sans trop de
difficultés.

En janvier 1901, deux mois après par conséquent, ennuyé
de son méat qui n'était point du tout continent, le malade entre
à la Maison municipale de santé où on lui fait une urétrotomie
interne, et où on lui met une sonde à demeure. Pour des raisons
personnelles il en sort assez rapidement et rentre chez lui où il
reste jusqu'en avril. Il urine par son canal urétral, mais il persiste une large fistule hypogastrique par où l'urine s'écoule également et qui constitue pour lui une pénible infirmité.

Il essaye à diverses reprises de remettre la sonde à demeure,
à ce moment il n'y a plus qu'un suintement par sa fistule. Dès
qu'il l'enlève, l'écoulement reprend.

A son entrée dans le service on constate :

1° L'existence d'une petite plaie hypogastrique de la grandeur d'une pièce de cinquante centimes. Un stylet s'y enfonce obliquement en bas et en arrière jusque dans la cavité vésicale ;

2° Un urètre libre, où un explorateur à boule n° 16 passe facilement ;

3° Des signes nets d'infection de sa cavité vésicale. L'urine est rare, franchement purulente. L'état général est mauvais ; facies terreux, yeux excavés, langue sèche. Quelques petits frissons sans élévation thermique. Il accuse enfin un amaigrissement considérable.

M. Bazy le fait mettre au régime lacté absolu ; lui fait installer une sonde à demeure, ordonne des lavages vésicaux, et déclare qu'il ne cherchera à fermer la fistule hypogastrique que lorsque l'infection vésicale se sera atténuée.

Pendant une quinzaine il n'y a pas grande amélioration. Grâce au drainage permanent par une grosse sonde béquille n° 20, il n'y a aucun suintement appréciable par la plaie qui diminue assez rapidement d'étendue. On pratique alors des lavages au nitrate d'argent à 1 pour 1000, puis à l'eau oxygénée au 1/4.

A la fin de mai, grâce au drainage permanent, les urines tout en restant troubles ne renferment plus de dépôt. Elles sont plus abondantes, l'état général est considérablement amélioré. On retire alors la sonde. La fistule hypogastrique reparaît aussitôt, et l'urine sort goutte à goutte par son orifice.

Aussi, le 30 mai, M. Bazy pratique-t-il la fermeture de la fistule. Il décolle la vessie de la paroi, fait sur l'orifice vésical un plan de catguts en U enchevêtrés, et suture la peau au crin de Florence. Une grosse sonde à demeure urétrale est laissée jusqu'au 10 juin.

Le malade sort le 14, sa fistule est fermée, il urine bien et facilement.

Il revient de temps à autre à notre consultation se faire maintenir la dilatation de son urètre. Il est parfaitement guéri, ses urines sont limpides. Je l'ai revu il y a très peu de temps, très engraissé, frais et rose.

Voici donc un malade chez qui à la première crise de rétention aiguë on ouvre la vessie. Sans mettre en doute la valeur des essais de cathétérisme, on peut être convaincu qu'une ou deux ponctions auraient donné le temps de franchir le rétrécissement, et la preuve en est que quelques jours après la cystostomie on fait pénétrer dans la vessie, par l'urètre, de fines bougies, sans grande difficulté. La méthode suivie peut donc, à juste titre, être très discutée.

2° Le second procédé qu'on peut employer, lorsque la ponction est insuffisante, est l'urétrotomie externe sans conducteur. En dehors des cas de rétrécissements membraneux traumatiques qui eux exigent l'ouverture vésicale hypogastrique pour permettre le cathétérisme rétrograde, l'urétrotomie externe simple est suffisante et permet le traitement causal direct en même temps qu'elle assure le drainage.

3° Je mets en dernière ligne le méat hypogastrique, hormis en effet les cas d'infection suraiguë où il faut agir immédiatement, hormis certaines situations urgentes et précaires où des ponctions répétées n'ont pas permis de triompher de la rétention et où le praticien n'ose pas ou ne peut pas faire une urétrotomie externe : enfin hormis chez quelques vieillards rétrécis et prostatiques à la fois, il vaut mieux ne pas ouvrir la vessie.

J'en ai terminé avec les applications cliniques et les résultats du drainage par la sonde à demeure, j'ai montré son rôle préventif et surtout son rôle curatif dans toutes les infections de l'appareil urinaire. Je résume maintenant en quelques lignes les avantages de la méthode :

A. *Action sur la vessie.* — La sonde à demeure supprime progressivement la stagnation, permet l'écoulement d'une urine septique, évitant ainsi le séjour dans la vessie d'un dangereux bouillon de culture et de par ce fait prévenant ou diminuant l'infection de l'appareil urinaire et la fièvre de résorption. Elle est avantageusement aidée dans ce but par les lavages vésicaux réguliers. Elle redonne en même temps à la vessie, si toutefois cette dernière n'est pas trop sclérosée, une partie de sa tonicité habituelle.

B. *Action sur la prostate.* — Elle la décongestionne, affaisse ses saillies et régularise l'urètre prostatique.

C. *Action sur l'urètre.* — En même temps qu'elle amollit les parois urétrales, elle régularise la lumière du canal, elle joue un rôle important de protection. Elle évite la répétition de traumatismes nocifs, et protège les érosions ou les fausses routes qu'ils ont pu déterminer.

D. *Action sur les reins.* — Cette action est multiple. Elle évite l'infection ascendante en supprimant la rétention et en permettant la régularité du courant descendant uretéral. Par action réflexe, en luttant contre la rétention et la distension elle évite la polyurie et contribue au fonctionnement normal de la glande rénale. Enfin s'il existe de la pyélonéphrite, elle évite la stagnation intravésicale du pus venant du rein et draine par le fait tout l'appareil urinaire.

Ces diverses actions se retrouvent isolées ou combinées dans plusieurs des observations qui précèdent. On y voit en particulier l'effet merveilleux du drainage dans l'infection. Sur toutes les courbes thermiques en un laps de temps qui varie entre trois et cinq jours, la température tombe, en même temps que les phénomènes généraux s'atténuent. De ces mêmes observations et de tout ce qui précède, découlent les diverses indications de la sonde à demeure, et je n'y insisterai pas.

La régularité de son fonctionnement, facile à régler du reste, est admirablement bien vérifiée par la courbe thermique. Dans l'observation VI, on voit l'ascension déterminée par le déplacement de la sonde, et la disparition de toute fièvre dès qu'on la replace. C'est de même l'étude de cette courbe et accessoirement celle de l'état général qui doit nous guider dans la durée du port de la sonde et du moment de son ablation.

Nous venons de voir les avantages de la sonde à demeure ; il nous reste à étudier ses inconvénients, à discuter les reproches qu'on lui fait et à la comparer à l'autre procédé pratique de drainage vésical, au méat hypogastrique.

CHAPITRE III

INCONVÉNIENTS DE LA SONDE A DEMEURE. — PARALLÈLE AVEC
LE MÉAT HYPOGASTRIQUE. — INDICATIONS RESPECTIVES

Les reproches qu'on a adressés au drainage vésical
par la sonde urétrale à demeure sont nombreux. M. Poncet
et ses élèves se sont attachés à les mettre en évidence, et à
opposer à chaque observation malheureuse la cystostomie
triomphante. Ils avaient beau jeu, il faut le reconnaître ; il
est aisé de trouver des cas nombreux d'infection aiguë
chez des vieillards arrivant à l'hôpital dans un état déses-
péré, chez qui la sonde à demeure vide et draine la vessie,
diminue parfois la fièvre, amène une courte rémission,
mais ne peut pas désinfecter et désintoxiquer l'organisme
et empêcher une issue fatale. La cystostomie ferait-elle
mieux, je ne le crois pas et j'essaierai de le prouver.

Voyons d'abord les inconvénients réels de la sonde à
demeure et ceux qu'on lui a reprochés. Je les diviserai
pour la commodité de cette étude en deux groupes : inconvénients mécaniques et inconvénients d'ordre infectieux.

A. *Inconvénients mécaniques.*

1. *La sonde à demeure draine mal.* — En règle générale ce mode de drainage est pratiquement suffisant à

condition que de temps à autre on pratique des lavages vésicaux. Les yeux de la sonde se trouvant au niveau du col vésical, le bas-fond peut présenter un résidu constant. Cela n'a d'importance que lorsque ce bas-fond est développé, ce qui est fréquent chez les prostatiques. On en sera quitte alors pour pratiquer des lavages journaliers répétés qui nettoient suffisamment ce bas-fond et permettent l'évacuation du résidu purulent. Nous verrons tout à l'heure que le même reproche peut être fait au méat hypogastrique, ce qui n'empêche pas toutefois que dans la plupart des cas on ne puisse très bien par cet orifice nettoyer la vessie.

D'autres fois une déformation extrême de la prostate, en particulier la saillie du lobe moyen peut être extrêmement gênante et rendre la sonde insuffisante. En général la sonde passe entre le lobe moyen et le lobe latéral et le drainage est établi. Je m'empresse d'ajouter que ce sont des cas extrêmement rares et qui constituent une exception où le méat hypogastrique assure mieux l'évacuation vésicale.

Il y a également d'autres causes qui font que le résultat du drainage urétral est nul. Escat dans un article des *Annales génito-urinaires de* 1897 (note sur le drainage prolongé de la vessie par les voies naturelles), cite diverses conditions anatomiques défavorables, en plus du bas-fond vésical développé dont je viens de parler. Il énumère successivement : les diverticules de la vessie ; les coudures et inflexions de l'uretère ; les déformations du bassinet et la perte de sa contractilité : les rétentions corticales septiques (abcès miliaires). Ce sont des exceptions qui infirment

d'autant moins le procédé thérapeutique que les autres
procédés ne peuvent faire mieux. Seul le drainage périnéal draine idéalement le bas-fond vésical, mais comme
en résumé il fait courir plus de risques que d'avantages, il
vaut mieux ne pas l'employer. En somme lorqu'on pourra,
et on le peut toujours sinon immédiatement, du moins au
bout de quelques jours, mettre à demeure une grosse sonde
en gomme d'un numéro variant entre le 18 et le 21, présentant par conséquent une lumière qui ne peut que fort
difficilement s'obstruer, lorsqu'en même temps on fera un
bon lavage quotidien, on est sûr que le drainage et le
nettoyage vésical sont assurés dans les meilleures conditions possibles. Il faut évidemment surveiller le fonctionnement de la sonde. L'irrégularité de l'écoulement, sa
cessation en même temps que l'apparition ou l'exacerba-
tion de douleurs vésicales, l'ascension brusque de la courbe
thermique sont des indices sûrs du mauvais fonctionnement de la sonde. Ou bien elle est déplacée, ou bien elle
est bouchée ; par un examen rapide on peut déceler cet
incident et y remédier. En dehors des poussées infectieuses
aiguës où le médecin doit surveiller journellement son
malade, ce dernier peut très bien s'occuper de sa sonde
lui-même en temps ordinaires, pratiquer lui-même ses
lavages, tout comme d'ailleurs les cystostomisés sont
obligés de le faire.

2. *La sonde à demeure est mal supportée : elle joue le
rôle de corps étranger et occasionne des douleurs.* — Ce
second reproche est très mal fondé. Il n'y a pas de
malade, et c'est l'avis de M. Bazy, qui ne s'habitue au
port de la sonde avec quelques précautions. La gêne et la

douleur peuvent être soit d'origine urétrale, soit d'origine
vésicale. J'élimine tout d'abord cette dernière. En effet,
lorsqu'une sonde à demeure est bien placée et bien réglée
au goutte à goutte, elle fait à peine saillie dans la vessie ;
et de plus le contact dans la vessie est bien moins douloureux que la distension. Lorsqu'un malade souffre de
sa vessie, c'est plutôt du mauvais fonctionnement de sa
sonde que de la présence de cette sonde. Quant aux douleurs urétrales, c'est fort variable. La grande majorité
supporte fort bien la sonde à demeure et s'y habitue rapidement. Elle constitue évidemment une gêne les premiers
jours, mais comme elle apporte un soulagement à la plupart des malades, comme elle leur supprime le ténesme
vésical, les cathétérismes répétés, l'appréhension de la
rétention, comme elle agit à la fois comme remède local
et comme remède moral, ils s'en plaignent bien rarement.
Je n'ai vu cette année, sur le nombre considérable de gens
à qui nous avons mis des sondes à demeure, que quelques
lithotritiés qui se soient plaints. C'étaient des malades qui
n'avaient pas de troubles de la miction et à qui on mettait
une sonde dans un but préventif.

Il faut évidemment faire attention à la bonne adapta-
tion réciproque du canal et de la sonde. La sonde en
caoutchouc rouge est en général mieux supportée que la
sonde en gomme ; en revanche son calibre proportionnellement moins grand fait qu'elle se bouche beaucoup
plus aisément. Il est également nécessaire de veiller au
bon entretien de la sonde. Changée tous les trois ou quatre
jours, l'urètre bien lavé, il est extrèmement rare que le port
en soit douloureux.

Lorsque, malgré toutes les précautions prises, la sonde est mal supportée, lorsque le malade se plaint on l'enlève, on peut au bout de quelques heures la remettre et la faire supporter en faisant en même temps prendre un lavement calmant d'antipyrine et de laudanum. Dès qu'un malade a pu garder la sonde 36 à 48 heures il est exceptionnel qu'il ne puisse la conserver plus longtemps.

Le port de la sonde à demeure n'est donc pas pénible ; et si des douleurs se produisent, il faut immédiatement penser à un vice de fonctionnement, sonde trop enfoncée et surtout bouchée.

3. *La sonde à demeure oblige à garder le lit ou le repos.* — Ce reproche est faux. Évidemment, au moment d'une poussée infectieuse aiguë, d'une hématurie, à la veille ou à la suite d'une lithotritie, le repos au lit est nécessaire. Mais, parmi ces malades, la plupart à la suite n'ont plus besoin du drainage. Quant aux autres, avec quelques précautions, ils s'accommodent fort bien de leur infirmité ; et je doute que les cystostomisés, même continents, soient plus ingambes.

Escat a publié, en 1897, dans un article que j'ai déjà cité, des cas de drainage prolongé de la vessie par les voies naturelles, avec déambulation. Il cite en particulier deux observations de M. Bazy, l'une où un malade garda, sans en être incommodé, une sonde à demeure en caoutchouc rouge pendant 18 mois ; il se livrait à toutes ses occupations habituelles et même allait à la chasse avec sa sonde ; l'autre, encore plus intéressante, est celle d'un homme dont le périnée était presque complètement détruit et qui, depuis 1894, portait une sonde à demeure. Ce malade est encore à l'heure actuelle dans le service, où il se livre à un travail actif, s'occupant d'une manière incessante du laboratoire, faisant de longues courses, et il porte encore sa sonde à demeure. Voilà donc sept ans qu'il a une sonde, et actuellement il ne l'échangerait pas contre le plus continent des méats hypogastriques.

J'ai cité tout à l'heure deux observations de drainage prolongé chez des prostatiques. Dans l'une (Obs. VI), le malade, âgé de 73 ans, a une sonde à demeure depuis huit mois, se lève, se promène, et réclame à grands cris sa sonde lorsqu'on la lui enlève,

L'autre malade (Obs. VII), plus jeune que le précédent, il n'a que 58 ans, n'est pas hospitalisé et travaille. Voilà neuf mois qu'il porte une sonde en caoutchouc rouge qu'il nettoie et replace lui-même, et il en est enchanté. Je l'ai quelquefois rencontré dans la rue, et on ne croirait certes pas à voir la démarche assurée, rapide, presque militaire de cet homme qu'il a une sonde à demeure.

Voici encore une autre observation : il s'agit d'un drainage urétral maintenu presque sans interruption depuis deux ans pour pallier à l'incontinence d'une fistule hypogastrique qui, malgré tous les essais tentés, ne peut être fermée.

OBSERVATION XXII

(Personnelle. Service de M. BAZY.)

Port à peu près constant d'une sonde à demeure ouverte, depuis deux ans (Taille pour tumeur vésicale; fistule hypogastrique rebelle). Déambulation facile.

R. J... à qui en décembre 1899 on a pratiqué une taille hypogastrique pour cystite interstitielle avec saillies papillomateuses du bas-fond ; saillies qui ont été extirpées. Depuis, la fistule hypogastrique persiste. A diverses reprises on a tenté, mais en vain de fermer la vessie ; le mauvais état des tissus, l'exiguïté de la cavité vésicale actuelle ne l'ont pas permis.

Depuis deux ans, ce malade porte la majeure partie du temps une sonde à demeure ouverte, ce qui lui permet de n'avoir qu'un léger suintement à sa fistule. Comme il veut se lever, se promener, on a inventé un appareil simple et économique qui lui permet de sortir, d'aider aux travaux de la salle, tout en gardant sa sonde ouverte. Un flacon de 120 grammes est fixé verticalement par une ficelle attachée à son goulot, et une épingle de sûreté dans la jambe gauche de son pantalon. Ce flacon est mis à une hauteur telle, que la sonde (une béquille n° 18) plonge jusqu'à la partie moyenne, gardant ainsi son indépendance vis-à-vis du flacon et pouvant se déplacer de plusieurs centimètres à la fois sans que le malade en souffre et sans qu'elle sorte du flacon.

Cet homme, tout en déplorant son infirmité, et en demandant qu'on essaye à nouveau de fermer sa fistule hypogastrique, est relativement content de cet appareil et mène ainsi une existence demi-active.

Nous voyons ici que la sonde à demeure, même ouverte, et avec un appareil de fortune facile à improviser ou à perfectionner, permet la déambulation et même le travail.

Cette question de la déambulation chez les porteurs de la sonde à demeure semble peu connue, et dans la plupart des travaux parus sur la question elle n'est pas indiquée. Bien plus, c'est un des arguments des cystostomistes qui opposent à l'immobilité que leur semble exiger le drainage par les voies naturelles, la facilité avec laquelle leurs opérés se lèvent, travaillent, etc. ; et M. Poncet note avec soin dans ses observations ceux de ses malades qui avec leur fistule hypogastrique vont au théâtre, à la chasse ou font même de longs voyages,

C'est M. Bazy qui a signalé ces faits de sonde avec déambulation. Il les a indiqués à Escat, qui, dans l'article précité, a appelé l'attention sur les résultats du port prolongé de la sonde à demeure, en même temps qu'il indiquait un appareil de fixation simple et excellent sur lequel j'aurai l'occasion de revenir lorsque j'étudierai la technique.

Je disais tout à l'heure que cette question est peu connue, ou plutôt mal connue, et c'est pourquoi j'y insiste. M. Desnos dans une récente monographie clinique (juin 1901) sur les traitements modernes de l'hypertrophie de la prostate consacre un court paragraphe à « La sonde à demeure avec déambulation. » Je le cite intégralement ici :

« L'emploi de la sonde à demeure a été suivi souvent d'une diminution du volume de la prostate, appréciable, soit par le toucher rectal, soit par la plus grande facilité de miction qui en est résultée ; ce fait, qui a été souvent constaté, tant sont fréquents les cas où on applique la sonde à demeure, est généralement considéré comme un résultat accessoire de celui qu'on recherche en plaçant cette sonde ; cependant, certains auteurs, Bazy entre autres, ont érigé en méthode cette application de la sonde, et cet auteur a cité plusieurs malades chez lesquels la prostate avait notablement diminué de volume après le maintien de la sonde dans l'urètre à l'aide d'un appareil spécial qui permettait la déambulation. Sans nier la possibilité d'une atrophie vraie des éléments glandulaires constatée après une autopsie, nous pensons que beaucoup de ces atrophies peuvent être plus apparentes que réelles et tenir à une décongestion de l'organe, phénomène qui se produit si souvent après le placement d'une sonde à demeure. »

Je ne crois pas, et M. Bazy non plus, qu'on puisse ériger en méthode ce procédé, et en faire un traitement courant de l'hypertrophie prostatique ; il y a simplement quelques cas de prostatiques qui, après avoir perdu depuis longtemps la miction spontanée, l'ont recouvrée, pour un temps plus ou moins long, je me hâte de l'ajouter, après avoir eu la sonde à demeure pendant quelques mois. Mais surtout, il y en a qui sont voués au drainage à peu près définitivement, moyennant quoi, comme les malades de M. Poncet, ou comme les nôtres, ils pourront vivre sans trop souffrir de leur affection un nombre d'années souvent considérable. Ce drainage permanent ou prolongé, nous préférons le faire par les voies naturelles, parce que nous estimons que l'infirmité ainsi occasionnée est moins pénible que celle créée par la présence d'un méat hypogastrique incontinent, et qu'elle ne l'est certainement pas plus que lorsque ce méat est continent ; parce que nos malades sont tout aussi ingambes et peuvent avec leur sonde s'occuper aussi bien et se distraire aussi bien que les cystostomisés.

Les observations d'Escat, celles que M. Bazy a publiées à la Société de Chirurgie, en 1896, dans le *Bulletin de l'Académie de Médecine*, en 1897, celles enfin que j'ai transcrites dans ce travail prouvent ce que j'avance. Je

pourrai citer, du reste, plusieurs autres observations de
sonde avec déambulation ; dans le service de M. Bazy, en
effet, nous faisons, dès que la poussée aiguë est finie, lever
et promener nos malades porteurs de la sonde à demeure,
Les uns ont une sonde en gomme, les autres en caoutchouc.
fixées soit avec la nouvelle muselière d'Escat un peu modifiée,
soit avec le classique attelage en fil. Tous en sont contents
et nous n'y voyons que des avantages. Comme ces observations ont trait à des malades à qui nous laissons peu de
temps la sonde, deux à trois semaines au maximum, elles
n'ont donc pas l'intérêt de celles qui ont trait au port
prolongé, aussi je ne les publie pas et en indique seulement
la conclusion qu'on doit en tirer, à savoir qu'il est aisé et
inoffensif de faire lever et marcher des malades qui ont
une sonde à demeure ouverte ou fermée.

Donc, quel que soit le mode de drainage vésical employé, au moment des poussées infectieuses aiguës, le
malade est obligé de garder le repos.; puis on peut le faire
lever et on peut lui faire reprendre une vie active aussi
bien avec la sonde à demeure qu'avec le méat hypogastrique. En pratique nous nous trouvons alors en présence
de deux catégories de malades: dans l'une je range ces
malheureux prostatiques, très âgés, maladroits quand ils
ne sont pas infirmes, isolés, ou n'ayant qu'un entourage
incapable de les soigner intelligemment, le malade de
l'observation VI en est un exemple ; dans l'autre, au contraire, on a affaire à des gens encore verts et capables de se
soigner eux-mêmes, ou a des gens de la classe aisée qui
peuvent se faire donner les soins quotidiens nécessaires.
Dans les deux classes, la sonde à demeure et le méat

hypogastriqne donneront les mêmes résultats, mauvais dans la première, bons dans la seconde.

Il ne faut pas croire en effet que les cystostomisés n'ont pas besoin de soins multiples. Chez tous ceux qui ont de l'incontinence totale ou partielle, et c'est la grande majorité, il y a nécessité de porter un appareil assez compliqué qui, si j'en crois ce qu'écrit à son sujet M. Poncet dans son traité de la cystostomie, n'est pas sans demander des soins minutieux.

L'urinal hypogastrique de Souel constitue le modèle le plus perfectionné, mais il doit être appliqué soigneusement et bien entretenu, sans quoi l'urine suinte.

« Pour faire disparaître l'odeur urineuse dégagée par quelques opérés, dit M. Poncet, pour éviter l'infection du méat hypogastrique et l'irritation des téguments voisins, il faut enlever l'appareil au moins trois fois par 24 heures, le laver soigneusement avec de l'eau boriquée. Sur la peau du pubis, on mettra un peu de poudre de talc, d'amidon ou de la poudre de riz. On maintiendra rasée la périphérie du nouveau méat, afin de favoriser la propreté. On évitera ainsi les érythèmes de la région, qu'on ne rencontre guère que chez les gens malpropres. Beaucoup de cystostomisés indigents et, d'autre part, fort âgés, sont incapables de prendre eux-mêmes de tels soins. Il appartient à leur entourage de leur venir en aide. Chez les opérés qui peuvent avoir deux appareils, ces soins indispensables sont plus facilement réalisés. Dans la pratique un seul appareil ne saurait suffire. »

Je ne crois pas que ceux de nos malades qui sont condamnés au port prolongé de la sonde aient autant de précautions à prendre : ils en ont certainement moins. La cystostomie n'a donc sur ce point aucune supériorité.

B. *Phénomènes infectieux reprochés à la sonde à demeure.*

Là les critiques ne sont pas moindres ; il est néanmoins facile d'en éliminer quelques-unes et, quant à celles qui sont fondées, nous verrons tout à l'heure qu'elles sont communes et à la sonde à demeure et au méat hypogastrique.

1. *La sonde à demeure favorise ou cause l'infection de la vessie, et partant l'infection ascendante.* — Il est exact que la vessie peut être facilement infectée par la sonde à demeure, et que seules des précautions rigoureuses peuvent l'en empêcher.

Cette infection peut se faire par trois voies différentes. La vessie peut être infectée par le cathétérisme proprement dit ; c'est alors une faute opératoire, car en employant des instruments aseptiques et en ayant soin de laver le canal auparavant, on ne doit pas faire pénétrer de germes pathogènes dans la cavité vésicale.

L'infection peut encore se produire par l'intérieur de la sonde mise en demeure. C'est possible en effet, mais avec quelques précautions on peut l'éviter.

Il est démontré théoriquement que l'écoulement permanent de l'urine dans la sonde empêche l'ascension microbienne et l'infection du liquide qu'elle contient. M. Guiard a démontré que le drainage empêche la fermentation ammoniacale et que l'urine peut être alcaline dans la sonde et l'urinal et alcaline dans la vessie.

Ces faits ont été principalement étudiés au laboratoire de Necker, il y a déjà plusieurs années, en 1894, par Mennereuil.

Il a montré qu'étant donnés deux ballons, l'un supérieur contenant de l'urine aseptique et représentant par conséquent la vessie ; l'autre inférieur renfermant un liquide septique et représentant l'urinal ; si on les réunit l'un à l'autre par un tube dans lequel on règle l'écoulement goutte à goutte, le liquide de ce tube ne s'infecte et ne se trouble qu'à sa partie inférieure et que l'infection ne gagne pas le ballon supérieur. Dès que, au contraire, le courant est arrêté, l'infection remonte avec rapidité.

Pratiquement cet écoulement continu est un des meilleurs garants de la non-infection vésicale. Il faut donc surveiller, autant pour prévenir l'infection que pour lutter contre elle, le bon fonctionnement de la sonde.

On devra aussi diminuer dans la mesure du possible toutes les causes d'infection. C'est pour cela que les urinaux dans lesquels trempera la sonde devront être fréquemment vidés et passés à l'eau bouillante et que souvent, l'été en particulier, on aura intérêt à y mettre des substances antiseptiques variées.

M. Guyon a fait essayer il y a quelques années dans son service des appareils permettant l'irrigation lente et continue de la vessie et de l'urètre, chez les porteurs de sonde à demeure.

Le principe en est bon, mais l'application en est malaisée, et je ne crois pas qu'on s'en soit servi longtemps.

M. Bazy a également fait construire une sonde à double courant.

C'est surtout chez les prostatiques de la 3ᵉ période non encore infectés, mais à appareil urinaire distendu, à organisme miné par l'intoxication lente et prolongée qu'il faut craindre l'infection et partant redoubler de précautions.

Pratiquement on peut l'éviter quelquefois, mais rarement. M. Guyon cite dans son mémoire quatre cas de prostatiques de la 3ᵉ période non infectés. Chez trois d'entre eux la sonde à demeure ne causa aucune infection ; il n'en fut pas de même chez le quatrième, mais avec le drainage régulier, les lavages répétés, l'infection fut facilement arrêtée. Il a depuis, du reste, écrit qu'il était à peu près impossible à l'individu qui se sonde régulièrement pour vider sa vessie de ne pas s'infecter tôt ou tard.

C'est bien plutôt entre la sonde et le canal que se fait l'infection. Les micro-organismes qui existaient dans l'urètre pullulent facilement sous l'influence irritante de la sonde. Cette dernière cause toujours un degré très variable d'urétrite, degré négligeable moyennant quelques précautions.

Michon dit avec beaucoup de raison dans sa thèse : « L'infection de l'urètre existait auparavant et n'a pas été créée, la contamination d'urètre à vessie se faisait donc déjà ; d'autre part, la sonde a supprimé dans la vessie toute urine et partant un milieu de culture favorable : les agents pathogènes y prospéreront moins facilement lorsqu'ils y pénétreront ; l'irritation urétrale a donc été augmentée peut-être, mais l'infection vésicale est sûrement diminuée. » On pourra du reste lutter avec avantage contre cette urétrite. Il suffira de changer régulièrement la sonde tous les trois à quatre jours, de faire à ce moment des lavages soigneux de l'urètre, de mettre une sonde de calibre convenable, glissant sans appuyer, et de bien nettoyer et habiller la verge. La qualité des sondes n'est pas sans importance. La sonde en caoutchouc plus souple est mieux supportée ; et parmi les sondes en gomme j'ai très nettement vu ces temps-ci, des sondes restant sans déterminer d'irritation quatre et cinq jours, alors que d'autres, chez les mêmes malades, sondes présentant un vernis défectueux, devaient être changées toutes les 48 heures.

En résumé, s'il est exact que la sonde à demeure facilite l'infection et puisse même la causer, on peut avec une série de précautions rendre cet inconvénient relativement insignifiant : et, comme le dit M. Guyon : « s'il n'est pas sûrement et toujours possible d'empêcher la pénétration d'agents pathogènes en faisant porter la sonde à demeure, on peut du moins en provoquer l'expulsion et s'opposer à leur fructification en continuant à s'en servir ».

2. *La sonde à demeure cause des abcès de l'urètre.* — Ces abcès ont toujours un siège identique. Ils se trouvent à l'angle péno-scrotal, au niveau où le pénis pend au-devant des bourses. La verge pend trop et appuye étroitement la sonde sur les parois de l'urètre. L'accident qui en résulte, sans grande importance du reste, doit être évité. Si on a un urinal ordinaire, en le soulevant et en mettant la verge horizontale, on empêche cette compression. Un bon procédé consiste à mettre l'urinal non entre les jambes du malade, mais à côté de lui, de manière à faire reposer la verge sur l'une des deux cuisses.

L'urinal modifié de Duchâtelet supprime cet inconvénient.

On a signalé également des abcès vésicaux ; ce fait
est rare et doit tenir au mauvais placement de la sonde,
en particulier à son trop grand enfoncement. Pour ma
part je n'en ai pas plus vu que d'abcès du pénis.

3. On a enfin reproché à la méthode de causer des
épididymites suppurées ; de la phlébite des veines du cordon.
Ce sont des complications venant de l'infection et non de
la thérapeutique employée.

En résumé, de tous les inconvénients et dangers attri-
bués à la sonde à demeure, il n'en reste que deux à rete-
nir, l'insuffisance possible du drainage, et le danger d'infection. Tous les autres doivent être éliminés ; ce n'est
qu'une affaire de précautions et de manuel opératoire ; et,
chose importante sur laquelle j'insiste encore, la sonde à
demeure n'empêche pas la déambulation et permet une
vie relativement active.

Je vais maintenant envisager rapidement les inconvénients de l'autre méthode, *du drainage hypogastrique* et
montrer qu'elle en présente d'identiques.

En premier lieu *elle draine également mal.* — Ce drainage, comme celui de la sonde, est évidemment suffisant
dans la majorité des cas : mais la stagnation dans un bas-
fond vésical plus ou moins développé, n'en persiste pas
moins. Comme par la sonde, on peut faire des lavages et
par un courant liquide nettoyer ce bas-fond ; mais on ne
peut le faire mieux, puisque le calibre du méat n'est pas
beaucoup plus considérable que celui de l'urètre, et qu'on

est obligé d'introduire une sonde ou un drain pour effec-
tuer ces lavages, dans la plupart des cas. M. Poncet dit,
il est vrai, que le cul-de-sac vésical suit, en particulier
chez les incontinents, le mouvement de rétraction général
de la vessie et tend à s'effacer. Chez les continents tout au
moins, et c'est là le résultat idéal cherché, ce bas-fond
existe encore; et la meilleure preuve qu'on puisse en
donner est la formation de calculs dans une vessie cystos-
tomisée.

C'est dans l'observation la plus classique, la plus
vantée en faveur du méat hypogastrique, dans celle de
M. Diday que se trouve une des preuves indiscutables de la
défectuosité du drainage hypogastrique et de la formation
de calculs secondaires. Dans la relation qu'Orcel a publiée
dans les *Annales génito-urinaires* de 1894, sur la maladie,
la mort et l'autopsie de M. Diday, nous voyons que malgré des lavages réguliers deux ans après la cystostomie on
est obligé d'intervenir, de débrider le méat hypogastrique
et d'extraire quatorze calculs phosphatiques ; et six mois
après à l'autopsie on trouve encore dans la vessie trois
nouveaux calculs dont le plus gros avait le volume d'une
noisette. Ce n'est pas du reste la seule observation et
M. Poncet, tout en considérant ce fait comme rare, le
reconnaît.

Avec le cathétérisme intermittent, les calculs vésicaux
secondaires ne sont pas rares, avec la sonde à demeure ils
sont peu fréquents, en tout cas, au lieu de débrider le
méat hypogastrique on en est quitte pour pratiquer la lithotritie et par les deux procédés on arrive au même résultat.

Une autre preuve de l'insuffisance du drainage hypo-

gastrique se trouve dans les travaux faits depuis quelques
années sur de nouveaux procédés de drainage vésical. Je
signalerai seulement le travail de Rochet et Durand, déjà
cité au début de cette thèse, sur la cystostomie périnéale.
Ces deux auteurs ont pu voir de près les opérés de
M. Poncet, et ils ne semblent cependant pas enthousias-
més. Je cite textuellement quelques passages de l'article
qu'ils ont publié sur la question dans les *Archives provin-
ciales de chirurgie* en 1896 : « Avec les autres procédés
d'ouverture vésicale, le bas-fond surtout dans certaines
conditions pathologiques où il est très développé reste
toujours comme une sorte de clapier où s'accumule et
stagne une certaine quantité d'urine et de pus. C'est le cas
pour les vieilles vessies infectées des prostatiques et des
catarrheux vésicaux. Dans ces conditions la taille sus-
pubienne par exemple empêche bien la rétention et assure
bien le libre écoulement des urines ; mais elle ne modifie
pas et ne supprime pas entièrement le bas-fond vésical ;
il persiste toujours à ce niveau, un clapier qui n'étant pas
pas bien drainé entretient les fermentations ammonia-
cales de l'urine et sert d'amorce à des concrétions calcu-
leuses secondaires. »

Et plus loin ils ajoutent : « Bien plus, après des
cystostomies sus-pubiennes faites pour d'autres affections
que la calculose, par exemple pour des cystites douloureuses ou des cystites purulentes d'origine prostatique,
on a vu des calculs se faire dans la vessie plus ou moins
tôt après l'intervention, si bien qu'on a pu accuser parfois l'ouverture hypogastrique d'être responsable de ces
formations. »

M. Poncet du reste, dans son Traité de la cystostomie sus-pubienne, reconnaît que des calculs peuvent se former ou surtout récidiver dans une vessie ouverte ; il s'élève simplement contre les conclusions de Lambroschini (*Thèse*, Lyon, 1897) qui soutient que la cystostomie favorise la formation secondaire des calculs ; et il en tire cette déduction qu'il qualifie d'inattendue, et je le crois sans peine : c'est que ces malades à calculose récidivante, il faut les rendre incontinents. Leur méat, continent ou non est trop petit, il faut l'élargir franchement. Ce n'est plus du drainage, c'est alors la suppression de la vessie et je ne vois plus bien ce qui reste du méat étroit, continent, parfait en un mot de la cystostomie. Il m'a l'air d'avoir les mêmes défauts que notre sonde à demeure ; et c'est ce que je tenais à montrer ; il en a même plus car la sonde est relativement continente, et en tous cas il est plus facile de recueillir exactement l'urine avec elle qu'avec un large méat hypogastrique.

Cette question d'insuffisance de drainage, de formation de calculs secondaires, est étroitement liée à celle de l'infection. *Le méat hypogastrique, tout comme la sonde, peut soit amener l'infection, soit lutter mal contre elle, dans des cas déterminés.* Si M. Lagoutte en effet dit que les malades opérés pour des accidents mécaniques sans infection conservent des urines claires et sans pus ; les observations contraires ne manquent pas et constituent la grande majorité, à Paris du moins. M. Desnos en particulier cite trois observations fort intéressantes de taillés non infectés et qui rapidement présentèrent de la cystite. « Il est à craindre, dit-il, que le maintien d'un urètre hypogastrique expose la vessie à l'infection plus que le passage des sondes à travers un urètre physiologique ; l'existence de ce court trajet fistuleux, à méat béant sans sphincter réel, protégé d'une manière incomplète par un pansement souvent souillé, parfois même en contact permanent avec des objets tels que les vêtements ou un urinal, constitue assurément une voie ouverte aux germes pathogènes et leur permet d'entrer dans l'appareil urinaire. »

J'en tirerai cette simple conclusion : que le méat hypogastrique tout aussi bien que la sonde à demeure demande pour ne pas favoriser l'infection vésicale des soins extrêmes, et que lorsqu'on confie le soin de l'un ou l'autre au malade lui-même, il est à peu près impossible qu'un degré léger d'infection ne s'installe ou ne persiste.

Quant aux *complications infectieuses de voisinage*, elles se produisent tout aussi bien chez les malades de M. Poncet que chez les nôtres. Je ne citerai que « l'épididymo-orchite suppurée à gauche, avec phlegmon chronique périvési-culaire du même côté » trouvée à l'autopsie de ce mal-heureux M. Diday. Ces complications ne tiennent pas au mode de drainage, je l'ai déjà dit. Je suis en ce moment dans le service de M. Bazy un malade entré il y a environ vingt jours pour orchite droite. C'est un vieux prosta-tique obligé plusieurs fois par an de se cathétériser à certaines périodes. Son orchite a évolué, a suppuré et j'ai dû l'inciser. Comme les difficultés de l'auto-cathétérisme augmentaient je lui ai mis une sonde à demeure. Il s'en trouve bien, sa courbe thermique s'est régularisée, et la suppuration testiculaire diminue. Le mode de drainage vésical n'a donc pas plus d'importance dans la prévention que dans la thérapeutique de ces infections de voisinage.

J'ai déjà, à propos du port de la sonde à demeure avec déambulation, montré le degré respectif d'infirmité inhérent à chaque méthode. On a pu voir que chez les porteurs de méats hypogastriques incontinents, et ils représentent plus des deux tiers, il faut des soins extrêmes pour que leur infirmité ne devienne pas répugnante. Aucun de ceux de nos malades qui portent depuis un certain temps la sonde à demeure ne se plaint : ils s'ingénient à en avoir le minimum d'inconvénients. Il n'en est pas de même des cystostomisés que nous voyons : tous n'ont qu'une préoccupation, la suppression de leur infirmité.

Des prostatiques très âgés, à canal difficilement franchissable, infectés, en proie à des douleurs constantes, et préoccupés sans cesse des difficultés ou de l'impossibilité de leur miction peuvent être évidemment très satisfaits par l'établissement du méat hypogastrique.

Cet enchantement tombe du reste rapidement ; il existe encore moins longtemps chez des malades jeunes, chez qui, pour une raison quelconque, on a dû ouvrir la vessie.

Le malade de l'observation XXI en est un type ; et il faut avoir vu de près l'état moral de cet homme pour comprendre à quel point il souffrait de son infirmité. Au contraire, ceux de nos malades, qui portent depuis plus ou moins longtemps leur sonde à demeure, sont plus heureux : et se plaignent moins de leur infirmité.

Les partisans de la cystotomie admettent qu'elle peut être soit momentanée, soit définitive. Il est toujours ennuyeux de laisser un certain temps une vessie ouverte avec l'intention de la refermer plus tard ; et lorsque cette ouverture vésicale n'est pas absolument nécessaire, et que le drainage par les voies naturelles peut suppléer, on fera bien de s'abstenir. Toutes les vessies ne se ferment pas facilement. Nous avons vu dans l'observation précitée qu'il a fallu près de cinq mois pour fermer la fistule hypogastrique, et que ce n'est qu'en adjoignant le drainage urétral qu'on arriva à désinfecter suffisamment la cavité vésicale pour permettre la cicatrisation.

Dans l'observation XXII, nous voyons l'histoire d'un malade à qui on fit un méat hypogastrique pour tumeur vésicale. Actuellement la vessie est tellement rétractée qu'il est impossible de la fermer : et qu'il devra garder très probablement à tout jamais une sonde urétrale à demeure. Nous avons également dans le service un enfant de 14 ans, à qui M. Bazy fit l'an dernier une taille pour cystite purulente avec incrustations calcaires, et dont on n'est pas encore arrivé à fermer la fistule hypogastrique.

Ces observations ne sont pas rares. Je ne les ai pas cherchées et je cite seulement celles que je connais. J'ai vu également à propos d'une communication de M. Bazy à la *Société de chirurgie*, en février 1898, que M. Reynier prit la parole, citant le cas d'un homme jeune, cystostomisé en Allemagne pour rétrécissement infranchissable, et dont il était impossible de fermer la vessie tant elle était sclérosée et rétractée. L'urétrotomie externe eût certainement été préférable.

A propos de l'infirmité créée par la cystostomie, M. Rochet a une phrase très juste, qui résume ces consi-

dérations : « C'est l'histoire de certains anus contre
nature, ils sauvent la vie, mais parfois les malades ne
veulent plus de la vie ainsi comprise. »

Nous venons de voir successivement les inconvénients
de la sonde à demeure et du méat hypogastrique. On ne
peut cependant pas en faire une comparaison absolue au
point de vue pratique. Nous pouvons seulement en
déduire que dans la plupart des cas les deux méthodes
présentant à la fois des avantages et des défauts identiques, il vaut mieux prendre la plus simple, celle qui est
le plus à la portée de tous, la moins dangereuse en somme,
celle qui n'entraîne pas une infirmité irrémédiable et qui
cependant donne de bons résultats.

Je ne voudrais pas toutefois qu'on croie que je repousse systématiquement le méat hypogastrique. J'admets
parfaitement qu'il puisse donner dans des cas déterminés,
mais relativement rares en somme, d'excellents résultats, et
j'ai surtout une éducation trop chirurgicale pour hésiter
un seul instant à y recourir le cas échéant. Je ne repousse
pas du tout la cystostomie de M. Poncet, le méat hypogastrique de ses prédécesseurs, j'estime seulement que
cette méthode a des indications restreintes, qu'elle ne doit
pas être employée d'emblée, et que le plus souvent le
drainage par les voies naturelles évitera d'y recourir.

M. Bazy, dans un article du *Bulletin général de thérapeutique,* de février 1895, a étudié les indications respectives des deux méthodes point par point. Je ne puis faire
mieux que de reprendre ici et son plan et la plupart de ses
idées. Il envisage successivement les divers symptômes
ou complications qui peuvent chez les prostatiques indi-

quer le drainage. J'y ajouterai ceux qui sont communs à tous les urinaires.

En premier lieu *la douleur,* en dehors des cystites chroniques douloureuses que seules l'incision hypogastrique ou la colpocystostomie calment, indique rarement le méat hypogastrique. Les lavages, les instillations de nitrate, la sonde à demeure jugulent le plus souvent les poussées de cystite. Il n'y a, dit M. Bazy, que si le symptôme douleur est lié à un état anatomique, à la sclérose vésicale, que s'il est persistant, que s'il exige des cathétérismes incessants, que le méat est indiqué. Ces conclusions datent de 1895 ; à l'heure actuelle, M. Bazy est encore plus sobre d'interventions et de par une expérience encore plus grande fait encore plus large le rôle de la sonde à demeure.

C'est surtout dans les cystites douloureuses avec calculs que les interventions par les voies naturelles donnent de beaux résultats. Je cite textuellement ses paroles : « Quand ces cystites s'accompagnent de la production de calculs phosphatiques, même volumineux, tous ceux qui ont l'habitude de la lithotritie seront d'accord avec moi pour dire que la taille est souvent inutile, que la lithotritie suffit à débarrasser ces malades de leurs pierres et de leurs douleurs. Je pourrais multiplier les exemples, je pourrais vous montrer un malade obligé de se sonder toutes les heures, toutes les demi-heures, avec des souffrances très vives à chaque fois, expulsant des urines glaireuses, rougeâtres, puantes, dormant peu et mal, se mouvant avec la plus grande difficulté, marchant courbé en deux, tourmenté à chaque instant par le besoin d'uriner, avec efforts d'expulsion aussi violents du côté du rectum, au point de se croire plus malade de ce côté que du côté de la vessie ; je pourrais vous le montrer absolument métamorphosé après une séance, rarement deux, de lithotritie et quelques jours de sonde à demeure : le besoin d'uriner s'effaçant de plus en plus, tout ténesme disparaissant du côté de la vessie et du rectum, les urines redevenant à peu près limpides, et cet état pouvant se maintenir de longues années, si les malades veulent prendre quelques précautions. »

En second lieu, le symptôme *hémorragie* est certainement un de ceux qui indique le plus fréquemment la cystostomie. En présence d'une hématurie d'origine vésicale on met d'abord la sonde à demeure et on pratique, s'il y a des caillots, l'aspiration. Si l'hémorragie persiste il faut inciser la vessie : on a ainsi de très beaux succès tant dans les hémorragies vésicales que dans les hémorragies prostatiques. C'est ce qu'il ressort de toutes les observations, mais il faut toujours auparavant essayer quelques heures le drainage par les voies naturelles.

Quant à la question des *accidents infectieux*, je ne veux pas y insister ici : j'ai déjà eu dans le courant de ce travail suffisamment à l'étudier. Dans les formes chroniques la sonde à demeure est certainement supérieure. Dans les formes aiguës lorsque la sonde à demeure ne donne pas de résultats, on doit faire la taille, mais sans trop d'espoir.

M. Bazy est de cet avis, il n'a guère confiance dans la taille, dans les formes aiguës, dans les formes chroniques : « il réserve la taille aux seules vessies difficiles, irritables, reformant trop facilement et trop rapidement des calculs et chez lesquelles le nombre des colonnes et la profondeur des espaces intercolumnaires ne permettent pas une antisepsie parfaite. »

Nous arrivons maintenant à une complication intéressante, à *l'impossibilité du cathétérisme*. Je l'envisagerai successivement chez les prostatiques et les rétrécis. Chez ces derniers, j'ai déjà indiqué les difficultés et les impossibilités qu'on peut rencontrer ; j'ai dit également que lorsque par tous les artifices classiques de cathétérisme on ne peut pas passer, lorsqu'après une ou deux ponctions capillaires sus-pubiennes il n'y a pas de détente, on se trouve en présence de deux procédés : la taille sus-pubienne et l'urétrotomie externe ; j'avoue avoir, sauf indications spéciales, une préférence pour cette dernière, car sans créer une infirmité de longue durée, elle permet mieux le traitement causal.

Chez les prostatiques la question est toute différente : nos maîtres à Paris, rompus dans la pratique du cathétérisme, admettent qu'il est toujours possible chez un prostatique d'introduire une sonde dans la vessie. M. Bazy déclare en particulier n'avoir jamais vu chez ces malades un cathétérisme impossible. Malgré mon expérience encore récente, je le crois facilement.

Brin, dans sa thèse sur le traitement des rétentions aiguës et chroniques (1898), déclare que pendant les deux ans qu'il a passés à Necker, il n'a vu qu'un seul cas de cathétérisme impossible, et il ne spécifie pas lequel. Michon, à Necker également, a vu en quinze mois seulement deux urètres infranchissables à la suite de fausses routes. Or pour qui connaît le nombre énorme d'urinaires, et d'urinaires difficiles qui fréquentent le service de M. Guyon, ces trois cas de cathétérisme impossible en trois ans peuvent être considérés comme négligeables.

A Beaujon, cette année, j'ai vu également de nombreux rétentionnistes, rétrécis ou prostatiques ; nous avons toujours pu passer, sauf dans deux cas. Dans le premier, M. Bazy fit une urétrotomie externe avec incision hypogastrique, cathétérisme rétrograde et fermeture immédiate de la vessie pour un rétrécissement traumatique à évolution lente et apparition tardive. J'ai publié cette observation dans le n° de juillet 1901 des *Annales génito-urinaires*.

L'autre observation est toute différente, et la ligne de conduite à suivre était évidente ; il s'agissait d'une légère rupture urétrale, traumatique, survenue l'avant-veille. Le malade arrivait avec un phlegmon péri-uréthral, les bourses énormes infiltrées ainsi que le périnée ; rétention complète depuis la veille ; fausse route due à des essais de cathétérisme faits en ville. Je pratiquai d'urgence l'urétrotomie externe avec larges incisions du scrotum ; je réussis malgré l'infiltration des tissus à trouver l'urètre et à pénétrer dans la vessie ; puis, après urétrotomie interne de l'urètre antérieur qui présentait des rétrécissements multiples, à faire passer du méat dans la vessie une sonde béquille que je mis à demeure. Ce malade guérit complètement et partit deux mois après sans fistule périnéale. Ces observations ne rentrent qu'indirectement dans mon sujet, mais montrent bien quelles sont les difficultés de cathétérisme auxquelles nous pouvons nous arrêter, et prouvent qu'elles sont en somme peu fréquentes.

Chez un prostatique, lorsqu'on sait manier habilement une sonde béquille appropriée montée ou non sur mandrin à courbure de Béniqué, ou introduire une grosse sonde de même courbure, on passe toujours. Aussi sommes-nous étonnés quand nous voyons dans les statistiques des cystostomistes, le nombre considérable d'impossibilité de cathétérisme. Cette impossibilité, la fréquence des fausses routes reviennent sans cesse dans les observations de M. Poncet. Il est vraiment curieux que l'impossibilité de cathétérisme chez les prostatiques, si rare à Paris, soit si fréquente à Lyon. On comprend mieux ainsi le succès de la cystotomie, mais on ne s'explique pas la différence causale.

Les difficultés et douleurs du cathétérisme répété, l'existence de fausses routes sont, et nous en avons vu des exemples, parfaitement du ressort de la sonde à demeure. Seule, l'existence de fausses routes trop prononcées avec cathétérisme impossible indique, mais bien rarement, la création du méat.

Quant aux cas de distension lente, aseptique chez les prostatiques dont parle M. Bazy à la fin de son travail, la sonde à demeure employée avec l'asepsie la plus absolue, vidant progressivement et lentement la vessie, donne certainement d'aussi bons résultats que la cystostomie : le mieux du reste dans ce cas est, si possible, de se passer de drainage et de vider la vessie avec quelques cathétérismes faits avec le plus grand soin.

Il y a enfin pour M. Poncet une dernière indication de la cystostomie chez les prostatiques : c'est l'*existence de calculs vésicaux*. Je cite une partie de ses conclusions :

« La lithotritie n'est pas toujours possible ; c'est une opération plus ou moins longue, difficile et par cela même
exposant à des complications urinaires graves. Elle ne
met pas à l'abri des récidives. Pour toutes ces raisons
nous la rejetons comme traitement des calculs, chez les
prostatiques. Nous donnons la préférence à l'épicystos-
tomie. » Cette conclusion n'est pas admise par nos Maîtres de l'École de Paris : et il est en effet impossible de
s'y associer quand on a pu voir pratiquer par un chirurgien expérimenté une lithotritie chez un calculeux
infecté, à grosse prostate, et quand on a pu en suivre les
résultats.

Dans son rapport à la *Société de chirurgie* en 1896,
M. Bazy cite l'observation d'un prostatique très infecté
dont la vessie contenait environ 120 grammes de calculs
phosphatiques. Ce malade était dans un état grave, en
pleine poussée aiguë d'infection urinaire, sa température
était montée à 39 degrés. M. Bazy pratiqua d'abord la
désinfection vésicale par la sonde à demeure et les lavages,
guérit la poussée aiguë et put, une semaine après, pratiquer la lithotritie sans incident aucun.

Cette observation est en somme banale et fréquemment nous voyons des cas similaires. J'ai dans le chapitre II cité quelques observations de calculeux infectés
prostatiques ou non chez qui la lithotritie a donné des
résultats parfaits. J'ai vu enfin cette année pratiquer en
ville par M. Bazy plusieurs lithotrities chez de vieux
prostatiques à urètre difficile et à vessie très infectée, et
dans tous les cas avec plein succès.

M. le Pr Guyon tient la même conduite ; dans son

mémoire avec Michon, il signale déjà les bons résultats du drainage urétro-vésical et indique que parmi ses lithotrities il y avait vingt-sept calculeux phosphatiques obligés de vider leur vessie avec la sonde et depuis longtemps infectés. Tout récemment, dans une clinique publiée dans le numéro de janvier 1901 des *Annales génito-urinaires*, il a étudié les indications respectives de la taille et de la lithotritie. La présence de calculs trop durs, leur nombre trop considérable, l'existence de calculs formés sur un corps étranger ; exceptionnellement l'impossibilité d'introduire le lithotriteur : le volume trop considérable de la prostate qui peut gêner non pas tant le broiement que l'évacuation, voilà pour M. Guyon les principales indications de la taille.

Quant à l'infection urinaire, elle ne constitue pas pour lui une indication : avec la sonde à demeure il obtient une amélioration suffisante pour permettre la lithotritie sans danger. Il cite sur 510 cas de lithotritie 310 opérations faites pour des calculs phosphatiques. « Donc, dit-il, 310 fois, nos opérés avaient des calculs secondaires développés dans un appareil urinaire primitivement infecté, et depuis longtemps infecté : ils ont guéri en grand nombre cependant ». Et il ajoute que le pourcentage des décès chez ces malades s'est élevé seulement à 2,9 pour 100.

Et plus loin il ajoute : « Que l'on soit au contraire en présence de prostatiques chez lesquels le drainage urétro-vésical ne donne pas ses résultats habituels, et que l'on emploie la cystostomie pour substituer au drainage urétro-vésical le drainage vésical direct, les accidents continuent le plus souvent et la mort survient. Avant la lithotritie comme avant la taille il est indiqué de faire le traitement local de l'infection vésicale, car il y a toujours avantage à désinfecter la vessie d'un calculeux avant de l'opérer. On arrive en procédant ainsi à pratiquer la lithotritie dans des cas qui paraissent destinés à la taille, et dans ceux où cette opération est nettement indiquée on peut améliorer ses résultats. »

Ce qui prouve du reste que chez les calculeux très infectés la taille n'est pas sans dangers, c'est la proportion de 4 décès sur 6 opérés ; je ne crois pas que la lithotritie et le drainage urétro-vésical aient pu donner une mortalité supérieure.

Pour M. Bazy, la lithotritie est toujours l'opération de choix, que la prostate soit volumineuse ou non, que l'infection soit légère ou grave ; et la taille est l'opération d'exception ; le drainage urétro-vésical lui suffit à désinfecter la vessie avant d'intervenir, et à éviter une poussée dangereuse après, et aussi à empêcher l'infection générale. Non pas cependant qu'il ne pratique la taille, à l'occasion, mais il l'estime inutile dans la plupart des cas, et dans celui qui actuellement nous intéresse, dans le cas d'infection urinaire, il n'ouvre la vessie qu'exceptionnellement, et qu'en présence de phénomènes généraux d'extrême gravité qui commandent d'une manière immédiate et le drainage vésical large, et la suppression des calculs.

M. Poncet fait à la lithotritie chez les infectés et en particulier chez les prostatiques trois reproches principaux. Le premier est celui du danger de pratiquer cette opération dans une vessie infectée. Il est en effet impossible d'après lui de désinfecter une vessie, et d'assurer un drainage post-opératoire suffisant avec la sonde à demeure. Je ne m'attarderai pas à discuter cette opinion : je répéterai seulement que nous obtenons ce résultat avec la sonde et qu'elle nous suffit : et si M. Poncet peut citer trente cystostomies pour calculs vésicaux chez des prostatiques sans aucun accident, M. Bazy peut certainement lui opposer d'aussi beaux résultats obtenus avec la lithotritie.

Le second reproche a plus de valeur pratique. En théorie il est nul, puisqu'il s'adresse à la difficulté du manuel opératoire de la lithotritie, difficulté encore augmentée chez les prostatiques ; M. Poncet le dit du reste. En pratique il a cependant à mon avis une valeur réelle. La lithotritie pour être bien faite et partant pour donner de bons résultats sans dangers exige une habileté consommée et surtout une expérience énorme. Un chirurgien inexpérimenté en la matière sera certainement beaucoup plus sûr du résultat en ouvrant la vessie qu'en pratiquant la lithotritie. C'est pourquoi j'estime que dans la clientèle journalière, loin d'un grand centre, la taille hypogastrique suivie ou non de drainage hypogastrique rend et rendra toujours plus de services que la lithotritie. Cela n'enlève à cette dernière rien de sa supériorité.

Quant au troisième reproche, celui de la récidive fréquente des calculs, M. Poncet ferait bien de ne pas y insister. S'il est exact en effet, cette récidive n'est point rare non plus avec la taille, bien plus même chez les cystostomisés, la formation des calculs secondaires semble suffisamment fréquente, pour que Lambroschini ait pu dire que la cystostomie la favorise ; et que M. Poncet, tout en rejetant cette thèse, déclare que « la cystostomie ne s'oppose pas d'une façon certaine à cette répullulation, mais les récidives sont moins fréquentes et leur traitement simplifié ».

Je termine ce parallèle et cette disscussion des indications respectives des deux méthodes de drainage. Des travaux antérieurs faits sur ce sujet, des observations que j'apporte, de l'expérience des hommes qui à Paris s'occupent de voies urinaires, je conclus que dans la plupart des cas le drainage par les voies naturelles est suffisant et donne de bons résultats. Il a des inconvénients, et sans le considérer, ainsi qu'on l'a dit, comme une arme à double tranchant, il exige des précautions et du savoir de la part de celui qui l'emploie. Il est néanmoins plus simple, plus à la portée de tous que le drainage hypogastrique. Il crée un choc moindre, n'amène pas une infirmité pénible et souvent définitive ; il n'empêche pas enfin de recourir à l'autre méthode en dernier ressort.

Je n'ai pas essayé de faire une étude statistique des résultats obtenus par chaque procédé : je considère en effet cette statistique comme très illusoire ; il y a une trop grande variabilité de degré d'infection, de durée de résistance et d'âge des sujets pour qu'on puisse établir le parallèle. M. Guyon a publié l'an dernier cette statistique comparée. Alors que la mortalité qu'accusent MM. Poncet et Delore est de 32,2 pour 100, celle de Necker n'atteint que 20 pour 100.

Cette statistique est donc en faveur de notre méthode, mais je laisse cet argument de côté. Je préfère celui que me donne la pratique constante et invariable de nos maîtres de Paris, qui, alors même que les interventions chirurgicales sont de plus en plus sûres, alors même que l'ouverture de la vessie est aujourd'hui chose aisée, bien réglée, n'ont pas varié dans leur opinion depuis plus de dix ans que dure la discussion. Bien au contraire, à l'heure actuelle dans les services d'urinaires, on ouvre moins de vessies qu'au moment du début de la méthode.

La taille sus-pubienne et le méat hypogastrique employés comme moyen de drainage ont donc des indications restreintes.

Ces indications ont été données par M. Bazy, il y a déjà cinq ans, et je n'ai aujourd'hui qu'à les répéter sans les modifier. Ce sont :

1° L'impossiblité absolue du cathétérisme : extrêmement rare chez les prostatiques ; peu fréquente chez les rétrécis :

2° Certaines cystites à douleurs extrêmes, avec sclérose vésicale ;

3° Les hémorragies vésicales ou prostatiques graves ;

4° Dans les infections à forme subaiguë que la sonde à demeure n'a pu enrayer. Dans les accidents infectieux aigus et suraigus on peut et on doit tenter le drainage hypogastrique, sans grande illusion toutefois.

En dehors de ces cas, le drainage par les voies naturelles est préférable.

CHAPITRE IV

TECHNIQUE DE LA SONDE A DEMEURE

Cette technique est aujourd'hui bien connue et je n'ai à apporter à la question aucun élément nouveau. Elle présente cependant de l'intérêt car c'est de sa bonne exécution que dépendent les bons résultats de la méthode. Je ne veux en indiquer ici que les points importants, et je préfère insister sur des détails même minimes, mais utiles, que de refaire ici l'étude de procédés que l'on peut qualifier d'historiques. Je n'envisagerai du reste que la technique que nous employons dans le service de M. Bazy ; elle ne diffère certainement pas beaucoup de celle des autres services, peut-être même pas du tout ; mais, comme je n'en ai jamais vu que d'excellents résultats, j'ai considéré qu'il était inutile de rechercher quelles étaient les modifications de détail qui avaient pu lui être apportées.

Ce chapitre peut être divisé en trois paragraphes : 1° des sondes à employer ; 2° leur introduction : leur mise au point et leur fixation : 3° soins consécutifs.

I. *Des sondes à employer.*

Les sondes. en dehors de leurs matériaux de construction, peuvent être divisées en sondes auto-fixatrices, et en sondes qui ont besoin d'être fixées.

Les premières sondes auto-fixatrices présentent des inconvénients nombreux et chez l'homme ne doivent être que rarement employées ; il n'y a guère qu'à la suite d'interventions, lorsqu'on ne doit laisser le drainage que quelques jours et le supprimer ensuite qu'elles peuvent être commodes, aussi n'insisterai-je pas sur cette catégorie.

Ce sont des sondes en caoutchouc, l'une sonde de de Pezzer, dont l'extrémité vésicale est renflée en champignon ; l'autre sonde de Malécot dont la même extrémité présente deux ailerons latéraux. Ces deux modèles sont bien connus du reste ; on en a construit des modèles à extrémité renforcée qui empêche les prostates saillantes d'aplatir la lumière du conduit.

Les deux modèles ont néanmoins des inconvénients sérieux. Leur introduction en est d'abord difficile, en particulier pour la sonde de Pezzer ; avec le meilleur mandrin l'extrémité n'en fait pas moins une saillie, et il ne faut pas oublier que le cathétérisme des individus à qui on veut faire du drainage urétral est souvent malaisé : d'autre part en les retirant on détermine un traumatisme toujours ennuyeux ; et qui conduit à ne changer et à ne nettoyer ces sondes que le plus rarement possible.

Ces reproches s'appliquent surtout au modèle de de Pezzer ; en revanche la sonde de Malécot tient parfois mal et peut fort bien être arrachée dans un mouvement brusque. Enfin, surtout lorsqu'on emploie la sonde de Pezzer, on constate qu'il y a accumulation de pus entre le champignon terminal et le col vésical.

De plus ce sont des sondes en caoutchouc et comme

nous le verrons tout à l'heure elles ne valent pas la sonde en gomme. M. Hamonic a fait construire il y a deux ans une sonde en gomme dont l'extrémité se sépare en deux becs fixateurs lorsqu'elle est introduite. Je n'en ai pas l'expérience, je sais seulement qu'on lui a reproché d'appuyer un peu durement au niveau du col ; et d'autre part elle semble bien compliquée pour donner un résultat qu'on obtient si simplement autrement.

Chez la femme en revanche, où l'introduction est si aisée, où le retrait est également facile et inoffensif, et où les autres moyens de fixation sont plus compliqués, la sonde de de Pezzer et surtout celle de Malécot donnent d'excellents résultats.

J'en arrive maintenant aux sondes ordinaires, à celles que nous employons habituellement, et je vais étudier leurs indications respectives.

Les sondes en caoutchouc vulcanisé, sondes de Nélaton, ne présentent qu'un œil terminal ; actuellement les constructeurs en donnent d'excellents modèles à extrémité vésicale sans cul-de-sac terminal préjudiciable à leur asepsie, et à large pavillon à leur autre extrémité. Elles présentent plusieurs avantages inhérents à leur souplesse : en premier lieu elles sont moins traumatisantes pour le canal, leur pression est plus douce à supporter ; la déambulation en est considérablement facilitée : puis on peut les laisser sans inquiétude entre les mains des malades ; il leur est moins facile avec elles d'offenser leur urètre. Ils peuvent donc retirer et remettre eux-mêmes leur sonde à demeure, et la nettoyer aisément par le savonnage et l'ébullition. En revanche elles ont une lumière proportionnellement bien inférieure à celle d'une sonde en gomme, d'où insuffisance de drainage, obturation facile par un caillot, ou un flocon de pus ; et malgré l'épaisseur plus considérable de leurs parois, certaines prostates dures à lobes saillants peuvent les couder et les comprimer un peu. Enfin leur introduction n'est pas toujours facile, et est même parfois impossible.

En dehors des cas très rares où les malades supportent mal la sonde en gomme, nous préférons toujours cette dernière, et nous réservons la sonde en caoutchouc aux cas de drainage prolongé avec déambulation, en particulier chez les malades non hospitalisés qui doivent se soigner eux-mêmes. Nous employons alors des sondes de calibre élevé de manière à avoir le maximum possible de lumière : en même temps la sonde s'applique exactement contre les parois urétrales qu'elle ne risque pas d'offenser, étant donnée sa souplesse, et on évite ainsi la diffusion de l'urine entre la sonde et le canal, et partant les chances d'infection.

Je ne referai pas ici les détails de la fabrication des sondes en gomme ni les qualités qu'on est en droit d'exiger d'elles : je dirai seulement que la qualité de leur vernis est fort importante, puisque dans les mêmes urètres une bonne sonde peut être laissée sans être changée le double de temps d'une mauvaise.

En pratique nous avons besoin de trois modèles différents : la sonde droite à bout olivaire ; la sonde à bout coupé ; et la sonde à béquille.

La sonde droite à bout olivaire a des inconvénients ; en effet, lorsque son œil est au voisinage du col, son bec olivaire fait une certaine saillie dans la vessie et peut ainsi amener de l'irritation et de la douleur. Dans quelques cas cependant je l'ai vu employer avec avantage : lorsqu'un urètre est légèrement rétréci elle pénétrera plus aisément qu'une sonde béquille de calibre égal ; de plus à la suite d'urétrotomies internes ou externes il arrive que la sonde à bout coupé ne puisse pénétrer malgré la présence d'une bougie conductrice sur laquelle on la glisse ; dans ce cas la sonde olivaire passe facilement et rend service.

La sonde à bout coupé ne peut s'introduire que sur bougie conductrice préalablement guidée jusque dans la vessie ; aussi ne l'emploie-t-on guère qu'à la suite de l'urétrotomie. Elle draine aussi bien que possible, puisqu'elle présente une section terminale cylindrique et un œil latéral au voisinage ; sa mise au point est facile.

La sonde béquille est de toutes certainement la plus employée. Chez les prostatiques, en ayant à sa disposition deux ou trois modèles différents, à béquille courte ou longue, à coudure douce ou brusque, on arrive presque toujours à pénétrer dans la vessie. Dans les cas difficiles on la montera sur mandrin métallique. Lorsqu'il n'y a pas d'obstacle urétral elle pénétrera tout aussi bien qu'une sonde droite. Il n'y aura que chez les rétrécis qu'elle ne pourra pas pénétrer ; et encore, dès qu'une sonde à bout olivaire ou une sonde à bout coupé aura été à demeure pendant deux ou trois jours, on pourra presque toujours la remplacer par une sonde béquille.

Ce modèle a l'avantage de porter tout près de son extrémité, pas symétriques, mais rapprochés, deux larges yeux qui assurent facilement le drainage.

M. Bazy a fait construire par Vergne un modèle de sonde béquille dite grillagée, qui est une sonde ordinaire portant en plus de ses orifices habituels une série d'autres orifices similaires disposés régulièrement sur les cinq derniers centimètres de l'instrument. Ce modèle est très commode pour mettre à demeure ; il assure encore mieux en effet l'évacuation ; et il permet de faire des lavages de l'urètre prostatique.

Dans le service, en dehors des cas déterminés précités où nous employons la sonde olivaire ou la sonde à bout coupé en gomme, en dehors des cas de port prolongé de la sonde avec déambulation, où nous nous servons du modèle en caoutchouc rouge, nous utilisons systématiquement le modèle à béquille grillagé ou non.

Nous employons toujours les calibres les plus gros. Évidemment il faut proportionner le diamètre de la sonde à celui de l'urètre : il faut éviter toute pression nocive ; il faut, comme le dit M. Guyon, que la sonde glisse sans appuyer ; mais néanmoins on a intérêt à mettre le drain le plus gros possible. Les sondes béquille que nous plaçons à demeure varient entre les nᵒˢ 18 et 22 Charrière. Il n'y a qu'à partir de ce calibre que l'on obtient un drainage satisfaisant ; et lorsqu'on ne pourra pas d'emblée mettre ce numéro, on devra au bout de quelques jours essayer à nouveau, et on réussira.

Dans quelques cas l'obstacle viendra du méat ; il ne faudra pas alors hésiter à le débrider.

2. *Introduction de la sonde à demeure. Sa mise au point et sa fixation.*

Les notions d'asepsie sont suffisamment répandues à l'heure actuelle pour qu'il soit inutile d'insister sur la propreté des instruments employés, sur celle des mains de l'opérateur, et de l'urètre de son client. Le savonnage de la verge, le lavage de l'urètre à l'eau boriquée est nécessaire.

Je n'ai pas l'intention de faire la technique détaillée du cathétérisme avec les instruments que j'ai recommandés pour mettre à demeure ; mais je considère utile d'indiquer la conduite générale qu'il convient de tenir, les diverses éventualités qui peuvent se présenter et faire hésiter le praticien mal habitué aux difficultés de la spécialité des voies urinaires ; et d'exposer par quels artifices on arrivera à passer dans des urètres réputés infranchissables.

Cette question du cathétérisme n'est point sans importance, bien qu'au premier abord elle puisse paraître banale ; puisque c'est d'elle que dépend une des indications primordiales de la cystostomie, la perméabilité de l'urètre ou non.

J'ai déjà dit dans le chapitre précédent combien il était rare à Paris dans les services d'urinaires de voir des cathétérismes impossibles ; et comme d'autres l'ont déjà fait j'ai exprimé mon étonnement de voir qu'à Lyon l'impossibilité du cathétérisme était une des causes fréquentes de cystostomie. Aussi je considère qu'il est utile d'insister sur les cas de cathétérisme délicat.

La première règle est d'explorer tout urètre inconnu à l'explorateur à boule 18 à 20. Cet explorateur pénètre dans la vessie, ou bien est arrêté à une distance variable par un rétrécissement ; ou profondément par une prostate très hypertrophiée.

J'ai déjà dans le chapitre II indiqué la conduite générale à suivre en cas de rétrécissement. Si la nécessité du drainage n'est pas immédiate et si on voit que la dilatation puisse être rapide on attendra ses résultats. Sinon on pratiquera l'urétrotomie interne avec sonde à demeure à la suite. Dans les cas de rétrécissements infranchissables, la ponction hypogastrique d'attente, l'urétrotomie externe ou la cystostomie constituent les derniers procédés que nous avons entre les mains.

Lorsque l'explorateur a pénétré dans la vessie, cela ne démontre pas, loin de là, que la prostate est saine, cela n'a aucune importance diagnostique. Cela montre seulement qu'on peut faire pénétrer dans la vessie soit une sonde en caoutchouc, soit une sonde béquille, et d'un numéro égal au moins à celui de l'explorateur.

Lorsque l'explorateur est arrêté par la prostate, la sonde de Nélaton a moins de chances de pénétrer : mais ce n'est pas impossible ; il est néanmoins plus sûr d'essayer d'emblée la sonde béquille, quitte en ce cas de difficultés à prendre ensuite la vulgaire sonde en caoutchouc, qui, quoique exceptionnellement cependant, pénétrera avec une facilité surprenante.

La sonde béquille devra être introduite le bec toujours maintenu sur la paroi supérieure du canal, la verge bien tendue et tirée, et il est bien rare qu'elle ne puisse pénétrer.

Il faudra du reste essayer deux ou trois types différents de sonde. Si l'explorateur a montré, et c'est fréquent, que le canal prostatique est allongé et présente une saillie latérale il faudra prendre une sonde à bec allongé, mais à coudure douce. Si au contraire l'explorateur a été invinciblement arrêté, montrant un obstacle saillant, on aura intérêt à se servir d'une sonde à bec court et à coudure brusque qui abordant l'obstacle par son talon aura des chances de le franchir sans que son bec aille s'enfoncer dans la paroi supérieure.

En règle générale on essayera d'abord les béquilles à coudure douce et à bec long puis court. En cas d'insuccès on prendra la béquille à coudure brusque et à bec court.

Malgré tous ces essais le cathétérisme peut rester impossible, si on en possède on pourra essayer une sonde bicoudée : ou bien on en obtiendra extemporanément une en introduisant dedans une sonde béquille ordinaire à une longueur convenable un mandrin métallique coudé.

Mais le meilleur procédé est d'employer d'emblée le mandrin à grande courbure, sur lequel on monte une sonde béquille. Ce mandrin est à courbure de Beniqué : on peut monter sur lui soit une sonde en caoutchouc, soit une sonde en gomme et l'introduire comme un Béniqué ; on arrive ainsi souvent à passer ; mais on a avantage à se servir plutôt d'un tour de main spécial : le procédé du mandrin, aujourd'hui devenu classique.

En voici le résumé : on prend une sonde béquille dans laquelle on introduit le mandrin métallique à grande courbure ; on le fixe à l'aide de son ajutage, de telle manière que son extrémité se trouve entre le premier et le second œil de la sonde, ne risquant pas ainsi de sortir et de blesser le canal. On exécute alors le cathétérisme comme avec un cathéter Béniqué ; mais au moment où on arrive dans l'urètre prostatique, au sortir de la portion membraneuse, on emploie l'artifice suivant : la main gauche maintenant la sonde sur la ligne médiane, la droite saisit le mandrin, le tire progressivement en arrière, alors que la main gauche imprime simultanément à la sonde un mouvement en sens inverse et la propulse par conséquent lentement dans la vessie. Par cette manœuvre, l'extrémité de la sonde se relève de plus en plus, se dégage des obstacles accumulés sur la paroi inférieure et pénètre dans la vessie.

Ce procédé est excellent, et avec un peu d'habitude il donne certainement un bon résultat ; dans le cas de fausses routes antérieures, il est même prudent de l'employer d'emblée. On évite ainsi presque forcément les fausses routes et on réussit à mettre la sonde à demeure.

M. Guiard a signalé une petite modification au procédé ; considérant qu'entre des mains inexercées le double mouvement simultané de retrait et de propulsion était malaisé, il conseille de maintenir le mandrin fixe et de se borner à pousser la sonde. C'est peu important.

M. Bazy a fait construire une sonde qui porte son nom : sonde prostatique à courbure de Béniqué, qui parce qu'elle est métallique passe mieux que la sonde en gomme montée sur mandrin. Elle est du calibre 21, filière Charrière, a le bout coupé, et est exactement fermée pour son introduction par un bouton fixé sur un mandrin. On peut ensuite, grâce au mandrin, introduire directement dans la vessie, en la faisant glisser dans la sonde laissée en place, une sonde en gomme, ou une bougie armée qui permet ensuite de fixer une sonde à bout coupé. La mise au point de la sonde qu'on laisse à demeure est importante ; il faut, en effet, qu'elle assure l'évacuation continue et totale de la vessie. Mal placée, elle n'assure plus ni le drainage ni le repos de la vessie. L'urine s'accumule dans le bas-fond vésical, cause de la douleur, et s'échappe d'une manière intermittente, soit par la sonde, soit entre elle et la paroi urétrale. Il faut toujours, et je l'ai déjà dit, enfoncer la sonde le moins possible dans la vessie, faire seulement affleurer les yeux de l'instrument au niveau du col.

Il y a diverses petites remarques qui permettent d'apprécier si la mise au point est bonne. Au moment où la vessie va achever de se vider on attire la sonde jusqu'à ce que l'écoulement cesse ; puis on la réenfonce lentement jusqu'à ce qu'il reparaisse ; à ce moment les yeux de la sonde sont au niveau du col ; on laisse alors la vessie se vider, et lorsqu'il ne coule plus rien, on presse sur la région hypogastrique ; si la sonde est bien placée, il ne doit rien s'écouler puisque la vessie vient d'être vidée complètement. Pour plus de sûreté on injectera dans la vessie une petite quantité d'eau boriquée, qui doit revenir en totalité, parfois avec un jet terminal un peu brusque suivi bientôt d'un goutte à goutte régulier. La sonde introduite dans la vessie, bien mise au point, il faut la fixer. Les procédés de fixation sont fort nombreux ; nous en utilisons seulement deux, l'attelage en fil, et la musclière d'Escat.

Le procédé de l'attelage en fil, employé à Necker par

M. Guyon, est excellent et donne à la sonde une fixité parfaite. Lorsqu'on en a l'habitude il est fort simple, tout en exigeant une certaine dextérité pour l'exécuter solidement et élégamment : c'est certainement sa description qui est le plus malaisée. Je ne puis mieux faire que de copier celle que M. Guyon en a donnée.

« Deux fils d'une longueur de 50 centimètres environ sont préparés. Plaçons d'abord l'un des fils. La partie médiane est présentée à la sonde au niveau du méat en A et fixée sur elle par un nœud solidement serré. Les deux chefs pendent alors à côté du gland, à sa gauche par exemple. Ils sont réunis ensemble en B par le nœud qui correspond à la base du gland, puis ils se séparent : l'un passe en avant, l'autre en arrière du pubis pour arriver à droite au même niveau B′, où ils sont de nouveau noués ensemble, ils forment ainsi une anse au-dessous de la base du gland. Pour assurer une ampleur suffisante à cet anneau, le nœud est serré sur le doigt introduit entre l'anse et la verge. De B′, le fil est conduit vers les poils du pubis. On choisit une touffe suffisamment épaisse, la moins éloignée de la racine de la verge, les deux chefs sont amenés à la longueur voulue par la situation de la touffe, puis reliés ensemble par un nouveau nœud. Les extrémités du fil situées au delà de ce nœud vont servir à enlacer les poils. Pour cela, la touffe étant maintenue par un aide, le chirurgien entoure la base des poils et l'enserre fortement dans un nœud simple. Avant de le compléter, il prend la précaution de tordre sur elle-même et dans le même sens la touffe, à la façon d'une moustache que l'on veut relever. Cette petite préparation permet de replier son extrémité avec la plus grande facilité et de la perdre dans la deuxième partie du nœud préparé à la base des poils. Ce nœud est fait avec des tractions assez fortes pour assurer la solidité de la prise. Cette solidité n'existerait pas, quel que soit le degré de striction, si, grâce à ces artifices, la touffe de poils n'avait pas été repliée sur elle-même en forme de papillote. Sans cette précaution, l'attache des liens aurait lieu, en effet, à la base d'une pyramide. Au delà du point fixé au pubis, les deux chefs sont laissés flottants. On place alors le deuxième fil. Il est d'abord noué par son centre à la sonde en A, par-dessus le premier lien, afin de lui donner plus de fixité. On le conduit le long du côté droit du gland, un nœud réunit ces deux chefs au niveau de la base de cet organe. Il faut alors solidariser en B' l'anse que l'on va former au-dessous du gland, avec celle qui y est déjà. Pour cela les deux chefs du deuxième fil, qui sont au delà du nœud, sont passés entre ceux qui se dirigent vers le pubis et fixés en ce point : on les conduit ensuite du côté opposé, ils constituent l'anse nouvelle. Il faut, à ce point B, réunir encore entre elles les deux anses. Les deux chefs du deuxième fil sont passés entre les deux chefs du premier allant à la sonde, puis sont conduits au pubis et attachés à une touffe de poils symétrique à celle du côté opposé. »

Ce procédé est certainement excellent. En tout lieu on peut rapidement l'exécuter ; il ne nécessite aucun appareil spécial et partout on trouve du coton à repriser ou même de la simple ficelle : il donne de plus une fixité absolue et permet tous les mouvements aux malades. Il est cependant difficile aux malades qui se soignent eux-mêmes de bien l'exécuter. Ils préfèrent en général un procédé à peu près similaire, plus simple, mais moins solide qui consiste à attacher à la sonde deux fils par leur partie moyenne au niveau du méat, fils dont on applique les quatre chefs le long de la verge, en les disposant aux quatre points cardinaux et qu'on fixe sur elle en arrière du gland par deux tours d'une bandelette de diachylon. C'est le vieux procédé de Voillemier.

Escat (de Marseille) a cherché un moyen de fixation plus commode et plus rapide. Étant interne de M. Bazy il a inventé sa muselière élastique dont il donna une des premières descriptions, dans un article paru dans les *Annales des maladies des organes génito-urinaires* de 1897 (Note sur le drainage prolongé de la vessie par les voies naturelles).

Il présenta cette appareil à l'Association française d'urologie de 1898, où on peut en lire la technique détaillée. Je ne veux pas répéter cette description, car il a depuis modifié profondément sa muselière, et remplacé la première assez mal commode par une autre simple et excellente.

Dans une communication orale avec application à l'appui qu'il a bien voulu me faire en octobre dernier, il m'a déclaré se servir dans sa clientèle de sa muselière modifiée, depuis un certain temps déjà, et n'en avoir que d'excellents résultats.

Il faut avoir un morceau de drain en caoutchouc, non perforé de préférence, de 18 à 20 centimètres de long et de 12 millimètres environ de diamètre, un autre morceau de drain d'environ 10 centimètres et deux boutons de chemise ordinaires en os ou en composition quelconque. Le

morceau le plus long est fendu longitudinalement dans
toute sa longueur, puis divisé dans le même sens en deux
jusqu'à environ 3 ou 4 centimètres du bout, où on réserve
ainsi une gouttière dans laquelle la sonde sera fixée par
un bouton de chemise et un petit anneau régulateur coupé
à une extrémité de l'autre morceau de drain. On a ainsi
la sonde mise à point dans l'urètre, glissant dans une
gouttière à 2 à 3 centimètres du méat, gouttière qui lorsqu'on met le bouton de chemise pour boutonner ses parois
applique étroitement la sonde et empêche tout mouvement.

Cette gouttière au niveau du méat se sépare en deux
fortes lanières latérales qui sont constituées chacune par
une moitié du drain préparé comme je l'ai dit plus haut.

Ces deux lanières sont disposées symétriquement sur
les deux faces latérales de la verge, et c'est là qu'il s'agit
de les fixer en arrière du gland. Pour cela on taille dans
l'autre morceau de drain une lanière destinée à entourer la
verge d'un anneau élastique fermé par le second bouton
et qu'on ajuste de telle manière qu'il serre modérément la
verge. Cet anneau est passé dans une boutonnière faite
dans chacune des lanières précitées, et assure ainsi à tout
l'appareil une fixité assez grande. Néanmoins, Escat fixe
quelquefois par un fil les extrémités des lanières latérales
qui dépassent en arrière l'anneau et vont jusqu'aux poils
du pubis ; il les attache à ces derniers.

Depuis le mois d'octobre, nous avons dans le service
utilisé cet appareil, et nous l'avons mis chez environ la moitié
de nos malades porteurs de sondes à demeure. Nous l'avons
un peu modifié toutefois, car au début il nous est arrivé
de voir la sonde basculer en avant ou en arrière, et sortir,

l'appareil fixateur ne s'étant pas dérangé. Au lieu de diviser le drain en deux lanières, nous le divisons en trois, donnant ainsi à notre appareil fixateur trois branches symétriquement placées autour de la verge et maintenues de la même façon par l'anneau circulaire. Depuis cette petite modification, nous n'avons eu qu'à nous louer du procédé. Cet appareil est facile à fabriquer et peut servir fort longtemps, il est très aisé de le tenir propre en le lavant et le faisant bouillir ; il est d'un port peu gênant, et surtout il est d'un emploi commode pour les malades qui fixent eux-mêmes leurs sondes.

Néanmoins, de tous les procédés, l'attelage en fil est celui qui donne la fixité la plus absolue et la plus sûre.

La sonde ainsi mise au point et fixée, il faut encore prendre quelques précautions ; c'est ce que je vais indiquer dans le paragraphe suivant.

3. *Soins consécutifs au placement de la sonde à demeure.*

En dehors des cas déterminés, rares, du reste, où nous avons intérêt à ne pas laisser la sonde ouverte, et où on la bouche avec un fausset, il faut assurer le libre écoulement de l'urine dans un urinal.

Dans le service de M. Bazy, nous nous servons tout simplement de l'urinal en verre des hôpitaux dans lequel on fait plonger, soit la sonde directement, soit un tube en caoutchouc de 20 à 30 centimètres de long et qui constitue la rallonge. Cet urinal est placé tantôt entre les jambes du malade, son orifice tourné vers la verge, à une distance des bourses variant entre 5 et 20 centimètres environ. S'il est nécessaire, et c'est l'inclinaison de la verge qui l'indique, pour éviter la formation d'un angle péno-scrotal aigu et les dangers de la compression de l'urètre par la sonde, on surélève un peu l'urinal sur une serviette pliée.

Il est souvent plus pratique de mettre l'urinal contre le flanc du malade, à droite ou à gauche, l'orifice tourné en sens inverse, c'est à dire vers les pieds, et placé de telle manière que la verge, la sonde et la rallonge décrivent une grande courbe fort douce qui évite toute gêne et toute compression. Comme la sonde et sa rallonge passent au-dessus de la partie supérieure de la cuisse, la verge se trouve soulevée, et toute compression de l'angle péno-scrotal sûrement évitée.

Il suffit de vider toutes les deux ou trois heures cet urinal, de le rincer à l'eau chaude, et, l'été, d'y ajouter le rinçage dans une solution antiseptique un peu énergique pour éviter toute infection ascendante. L'écoulement régulier et goutte à goutte constitue, du reste, comme je l'ai dit, le meilleur garant.

M. Duchastelet a, d'après les conseils de M. Guyon, fait construire un urinal qui est fort bien,

On en trouve la description dans la plupart des ouvrages spéciaux ; il permet l'immersion de la rallonge dans un liquide antiseptique.

Escat a également fait construire un urinal. L'avantage de ces deux appareils est surtout dans le relèvement de leur embouchure qui assure toujours d'éviter les phénomènes d'irritation et de compression de l'angle péno-scrotal.

En résumé à côté de l'urinal ordinaire il existe des

urinaux perfectionnés. Avec de la propreté, de la méthode et parfois un peu d'ingéniosité, on arrivera avec tous au même résultat. Il n'est pas nécessaire de mettre dans les urinaux des substances antiseptiques, mais c'est parfois utile, l'été principalement.

Il faudra enfin, autant que possible, recouvrir la sonde et la verge d'un pansement protecteur. Selon le procédé habituel de Necker on peut, d'un triangle de gaze antiseptique ou simplement aseptique entourer la verge qu'on glisse dessus ; les deux angles supérieurs se croisent et se fixent aux poils du pubis ; le sommet du triangle est fixé sur la sonde au moyen d'un fil. On peut également envelopper le tout simplement d'un carré de ouate hydrophile qu'on changera fréquemment. Et chose non moins importante on savonnera régulièrement les organes génitaux et on les humectera d'une solution faiblement antiseptique.

La question des lavages vésicaux présente une certaine importance. Chez des malades peu infectés, il vaudra peut-être mieux ne pas les laisser se pratiquer eux-mêmes des lavages. Dans tous les autres cas, et toutes les fois où on est sûr que ces lavages seront pratiqués dans de bonnes conditions on ne devra pas hésiter à les ordonner ou à les exécuter.

Nous pratiquons tous les jours dans le service de M. Bazy, chez les malades porteurs d'une sonde à demeure, un grand lavage boriqué. Nous faisons passer environ 500 grammes de liquide dans la vessie ; nous lavons ainsi le bas-fond, faisons sortir le dépôt purulent qui a pu s'y réunir ; et en même temps nous nettoyons la sonde et assurons sa perméabilité.

Ces lavages sont indispensables dans les formes septiques et il convient même de les répéter plusieurs fois dans la journée. Ils sont également nécessaires lorsque les urines sont glaireuses ou mélangées de sang et contiennent des grumeaux purulents ou des caillots qui peuvent obstruer la sonde et interrompre le drainage.

Aux lavages boriqués il conviendra enfin d'ajouter les lavages vésicaux à la solution de nitrate à 1 pour 1000, dans le cas de cystite intense.

La sonde à demeure doit être changée assez fréquemment. Il est difficile d'indiquer une règle absolue : cela dépend en effet de l'état de l'urètre, du degré d'infection, de la qualité de la sonde, et à côté de sondes qu'on peut laisser en place six à sept jours, il y en a qu'il faut renouveler toutes les quarante-huit heures. La moyenne habituelle est de quatre jours.

On commence d'abord à libérer la sonde de ses attaches, puis on pratique un lavage vésical, et maintenant la seringue fixée à la sonde on retire le tout. On fait ensuite une irrigation prolongée du canal et on replace une nouvelle sonde.

Lorsque toutes les précautions que j'ai indiquées dans ce chapitre ont été prises, et lorsqu'on en a l'habitude, on les prend en quelque sorte instinctivement, les inconvénients de la sonde à demeure sont réduits au minimum. Il ne reste plus que les avantages du drainage simple à obtenir et à maintenir, n'entraînant qu'une infirmité passagère, et donnant comme je l'ai déjà dit des résultats identiques à ceux obtenus avec les autres procédés et cependant de la façon la plus simple et la plus bénigne.

CONCLUSIONS

Dans l'infection urinaire, en particulier dans sa forme
subaiguë, dans les poussées aiguës de sa forme chronique,
ou au cours de cette dernière, le drainage de la vessie
constitue un moyen thérapeutique excellent et toujours
nécessaire.

Ce drainage peut être obtenu dans de bonnes conditions en utilisant les voies naturelles et en fixant à demeure
une sonde appropriée; les observations déjà nombreuses
publiées depuis quelques années, celles que j'apporte dans
ce travail, l'opinion enfin de chirurgiens expérimentés en
la matière, opinion basée sur des faits précis, prouvent
que non seulement le drainage vésical par la sonde urétrale à demeure est bon, presque toujours suffisant, mais
même qu'il ne le cède qu'exceptionnellement aux autres
modes de drainage, en particulier au drainage par voie
hypogastrique.

Malgré ce que disent les partisans de cette dernière
méthode, qui, s'ils accordent à leur procédé toutes les
qualités, chargent en revanche des pires méfaits le drainage par les voies naturelles, il n'en remplit pas moins

exactement le but qu'on se propose, celui de l'évacuation régulière, constante et complète de la vessie ; et si on connaît bien sa technique, ce qui est facile, si on prend des précautions de propreté en quelque sorte élémentaire, il n'a aucun inconvénient sérieux et ne peut amener aucune complication. Si dans les vessies à bas-fond développé il assure d'une manière insuffisante l'évacuation régulière des produits septiques qui y stagnent, la cystostomie ne permet pas mieux ce drainage et dans les deux méthodes on doit pallier par des lavages fréquents à cette stagnation. En dehors de ce cas la sonde à demeure draine tout aussi bien que la cystostomie ; tout aussi bien elle redonne à la vessie une partie de sa tonicité primitive si la sclérose n'est pas prononcée et la distension trop ancienne ; tout aussi bien elle lutte contre l'infection urinaire localisée ou généralisée et tout aussi bien enfin elle a sur le fonctionnement du rein et pour sa protection les mêmes avantages. De plus, elle permet mieux la protection de l'urètre et la régularisation de ses parois. Enfin elle est plus simple, plus à la portée de tous que le drainage hypogastrique, elle ne crée pas un choc toujours sérieux et n'amène pas une infirmité pénible et souvent définitive. De plus, on peut tout aussi bien l'appliquer d'une manière prolongée ou même permanente ; la possibilité du port prolongé de la sonde à demeure avec déambulation est en effet une chose démontrée aujourd'hui et j'ai tout particulièrement insisté sur ce point.

Résumant donc le parallèle complet que j'ai fait au cours de ce travail entre ces deux méthodes de drainage vésical chez l'homme comme traitement de l'infection urinaire, je concluerai en affirmant la supériorité pratique du drainage par les voies naturelles, réservant la taille hypo-gastrique avec création d'un méat sus-pubien à des cas déterminés, rares en somme, à savoir :

L'impossibilité absolue du cathétérisme, chose exceptionnelle.

L'existence de certaines formes de cystites à douleurs extrêmes avec sclérose vésicale prononcée. L'élément douleur domine et rien ne le supprime comme l'incision vésicale.

La présence d'une hémorragie vésicale ou prostatique grave.

L'impossibilité de pratiquer la lithotritie dans une vessie très infectée et contenant une quantité de calculs trop considérable ou un calcul trop volumineux et trop dur. La cystostomie permet d'une manière immédiate d'enlever les calculs et de lutter contre l'infection.

Enfin, dans les infections à forme subaiguë que la sonde à demeure n'a pu enrayer et dans les accidents infectieux suraigus on peut et on doit tenter le drainage hypogastrique, mais sans grande illusion.

TABLE DES MATIÈRES

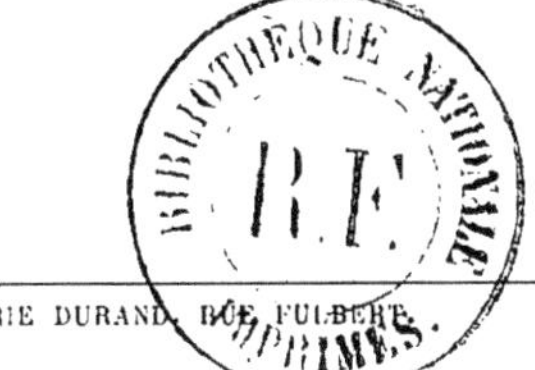

9 782014 085112